陕西省中医管理局医史文献重点学科项目

医案名著校释丛书
主审　朱世增
主编　焦振廉

朱丹溪医案

原著　（元）朱丹溪

校释　焦振廉　谢晓丽　张琳叶
　　　胡　玲　徐　伟　周　晶

U0193893

上海浦江教育出版社
（原上海中医药大学出版社）

图书在版编目(CIP)数据

朱凡溪医案/(元)朱丹溪撰;焦振廉等注释. —
上海:上海浦江教育出版社有限公司,2013.3
(医案名著校释丛书/焦振廉主编)
ISBN 978-7-81121-262-4

Ⅰ.①朱… Ⅱ.①朱… ②焦… Ⅲ.①医案-汇编-
中国-元代 Ⅳ.①R249.47

中国版本图书馆 CIP 数据核字(2013)第 004996 号

上海浦江教育出版社(原上海中医药大学出版社)出版

社址:上海海港大道 1550 号上海海事大学校内　邮政编码:201306
分社:上海蔡伦路 1200 号上海中医药大学校内　邮政编码:201203
电话:(021)51322547(发行)　38284923(总编室)　38284916(传真)
E-mail:cbs@shmtu.edu.cn　URL:http://www.pujiangpress.cn
上海市印刷十厂有限公司印装　上海浦江教育出版社发行
幅面尺寸:140 mm×203 mm　印张:8.125　字数:204 千字
2013 年 3 月第 1 版　2013 年 3 月第 1 次印刷
责任编辑:张忠礼　封面设计:李岩冰
定价:25.00 元

刘　序

　　数千年前，华夏民族创造了农耕文明，形成了敬畏天地、顺应自然、强调整体、关注人情、主张和谐的民族精神，并一直影响到今天。中医认为生命是自然的产物，人是天地之子，顺应自然是"尽终天年"的前提，而发生疾病是违背自然的恶果，强调阴阳气血的顺畅和脏腑功能的和谐，主张采用源于自然的草木鱼虫来恢复健康状态，主张从身心两个方面调整人体机能，正是这种民族性格的反映。因此，中医既具有实际的医疗价值，又具有精神与文化层面的价值，多角度、多层面、多形式地承载着华夏民族的认识方法、思维模式、价值取向、群体性格、审美情趣等，是华夏民族传统精神的载体，华夏民族对宇宙结构、自然现象、生命形成、人生价值的认识，在天文、地理、历法、音乐、绘画、语言文字等方面的成果也都在中医中得到体现。

　　正是如此，在华夏民族的发展历史上，中医始终扮演着重要的角色。从"神农尝百草"的传说到《本草纲目》的编撰，从《伤寒杂病论》的撰写到伤寒学派的形成，从"医经"与"经方"的流派分别到"金元四大家"的学术争鸣，中医不断地发展、丰富、补充、修正、完善和创新，不仅为中华民族的健康与繁衍做出了重要的贡献，而且自身也形成了一个由哲学指导、理论架构、临床方法和实用技术等簇拥而成的硕大系统。即使是在现代医学全面发展的今天，中医不仅仍在我国医疗卫生保健事业中发挥着巨大的作用，而且正在走向世界，逐渐成为被世界各国人民认可的疾病治疗手段和保健方法。

　　进入近代以来，由于现代医学的迅速发展和全面普及，中医遇到了从未遇到过的问题，关于中医发展前途的争论也日益增多。

中医是否要发展？该如何发展？发展成什么样子？时时引起人们的思考。不怀疑，不创新，一成不变地延续已有的理论和方法，不仅不现实，也是社会条件无法支持的；用现代科学技术"还原"中医的学术，将其中可与现代科学相容或能被现代科学解释的内容融入现代医学之中而丢弃其他，不仅不应该，也是不可能的。正确的态度是继承与创新并重。中医是传统医学，有丰厚的历史积淀，因而需要重视继承问题；中医要在现代科技和社会条件下继续发展，因而需要重视创新问题。毛泽东同志早在1958年就有"中国医药学是一个伟大的宝库，应当努力发掘，加以提高"的题词。

　　继承是发展中医学术的重要方面，也是创新中医学术的必然基础，不能很好地继承，就不能真正地创新。继承中医学术，可以是对现代名老中医学术经验的系统整理，可以是对包括单验方在内的民间医药的收集总结，也可以是对中医古典文献的专门研究。中医历史悠久，仅产生于1911年以前的中医古籍就达8 000种以上，用汗牛充栋形容并不为过。这些古籍是前人馈赠给今人不可再生的礼物，也是中医学术的渊薮和主干，因为今天的中医学术实际上是由此生发而来的。所以，重视并加强中医古典文献的整理研究，既是中医学术创新的出发点，也是中医学术发展的奠基石。从西汉刘向父子到清代乾嘉学派，文献和文献整理一直对中国学术发生着深刻的影响。中医古典文献的整理同样意义重大，如唐代王冰整理《黄帝内经素问》，影响了其后中医学术的发展，而我们今天看到的《伤寒论》《金匮要略》《备急千金要方》等中医名著，都是经过宋代校正医书局的整理校订而后流传下来的。

　　我曾在陕西省中医药研究院工作多年，对那里的情况比较熟悉。该院的中医文献专业始于米伯让先生的倡导与领导，在过去的三十多年里，这个学科的同志们做了不少工作，包括《黄帝内经》的电子计算机整理、《备急千金要方》和《千金翼方》整理研究，以及《中医专科专病医案》丛书的编纂等。目前，陕西省中医药研究院的中医文献学科已成为陕西省的"重点中医药基础学科",承担着多项省部级和厅局级课题的研究工作。古典文献的整理研究是一门专学,有严格的原则和专门的方法,需要专业的人员去做。通过对中医古典文献的系统整理,为临床工作者提供便于阅读理解的古籍文本,等于在古今之间搭建了一座桥梁,可以为中医学术发展提供有力的支撑,是很有意义的事业。

　　前段时间,陕西省中医药研究院的焦振廉研究员找到我,希望我能为他主编的《医案名著校释丛书》写序。这套丛书,除经过认真整理的原文外,还做了必要的校勘和大量详细的注释,我相信这对读者是很有帮助的。我与振廉有过不少接触,传统文化和历史知识根基扎实的他,挚爱自己的本职工作,一直坚守在文献整理和医史研究这样相对清苦的岗位上,于这一领域里取得的成就,得到了同行们的认可,因此欣然同意为这套丛书作序。同时也希望他和他的同事们继续努力,借助"陕西省重点中医药基础学科"的条件支撑,为陕西省中医药研究院和中医药事业做更多更好的工作。

陕西省卫生厅厅长

二○一一年十二月二十日

朱　序

　　焦君振廉，余友也，虽关山云水，不曾相聚，而神交已久。其以中医出身而好文史，寻章雕句于古书旧典，锲而不舍，心无旁骛，当可佩也。前日振廉以方就之《医案名著校释丛书》书稿见授，嘱余斧正，其言甚恳。余虽碌碌于临证，于旧典犹常参阅焉，遂展而览之，颇有感。医案者，以前修故事而为后人楷模，仓公以下夥矣。清人俞震作《古今医案按》云："成案甚多，医之法在是，法之巧亦在是，尽可揣摩。"王燕昌作《王氏医存》亦云："名医立案，各有心得，流传既久，嘉惠无穷，盖临证多则阅理精，练事深则处方稳，此前贤医案所以可贵也。"细读之，尤有感焉。其书凡九种八册，而案之所涉，则元之朱丹溪，明之江篁南、喻嘉言，清之徐灵胎、俞东扶、叶天士、缪宜庭、薛生白、吴鞠通、王孟英、蒋宝素等，诸君皆是那个时代中医佼佼者，医案是其临床经验、学术精华之所在。然时远代革，其中鲁鱼亥豕、僻词拗句比比皆是，今人阅读颇为不易，此其书之所由作也。

　　若喻嘉言者，以副榜贡生入国子监，上书言事，不纳，遂旷情山水，入空门，复还俗，与钱谦益交厚，且终卒于钱氏家中，颇传奇。振廉以为《寓意草》"或谆谆而谈，慷慨而论，委曲周至，情理交融，仁心慈肠跃然于纸上，或精辨妙析，通冥入微，通彻直达，非谙于禅理者不能如此。因此，喻嘉言既是牵肠于苍生的入世儒医，又是善能妙悟的医林释子。早年以国事维艰而上书言事，不见纳则徜徉山水而行医济世，喻嘉言的生平因此而增添了几分倜傥与神秘的色彩"，的是中肯之言。他若江篁南、王孟英，坎坷辛酸，振廉皆有所论，亦颇有可读。

　　若《洄溪医案》，振廉以为其"篇幅短小，选案精要，每病少则一案，多者不过数案。或为疑难之病，或用出奇之法，或发点睛之论，不仅诊疗过程足资参考，也在阐释一种治疗的理念与法则。其次，叙述清晰，文笔流畅，常将诊疗过程与分析议论很自然地糅合在一起，无程式化或生硬的痕迹，既保障了学术性，又增强了可读性。第三，用药不偏不倚，大多平和轻灵，慎用大寒大热峻猛之药。第四，注重经典著作对临床的指导意义，很多案例中引用《黄帝内经》的原文或观点"。可为阅者导读而提纲挈领。

其他，诸如文字之讹误校勘，文义之释疑解惑，令人读来怡然理顺，振廉用心良苦可知。

此外，《朱丹溪医案》之辑录与校释，尤为重彩。朱丹溪集刘李张之成而光大之，且"四方以病来迎者，遂辐辏于道，翁咸往赴之"，其医案当是很可观的。旧传戴原礼辑《丹溪医按》，凡三百四十七则，终有阙，不能无憾。振廉检丹溪亲撰如《格致余论》，后学所辑如《丹溪心法》，医案类书如《名医类案》，及《古今医统大全》《医学纲目》诸书，并《丹溪医按》，得七百七十三则，《朱丹溪医案》得以问世。

由是观之，振廉友补苴罅漏，张皇幽眇之功，实是可圈可点！

阅稿之余，仍有未尽者，兹缀以为序。

朱世增

2012 年元旦于江城书斋

校 释 说 明

《朱丹溪医案》,是元代名医朱丹溪医案汇编。

朱丹溪,名震亨,字彦修,后人尊之为"丹溪翁",浙江义乌人,出生于元代至元辛巳年(1281),卒于至正戊戌年(1358),得年七十八岁。

众所周知,朱丹溪是金元医学四大家中出现最晚,取得成绩最大的一位,其创立的"滋阴"学说,对后世产生深刻影响。据戴良《丹溪翁传》载:丹溪医名天下,"四方以病来迎者,遂辐辏于道。其所治病凡几,病之状何如,施何良方,饮何药而愈,自前至今,验者何人,何县里主名,得诸见闻,班班可纪"。据此可知,丹溪先生的医案当不在少数。然至目前为止,尚无一本真正意义上的《朱丹溪医案》问世,不能无憾。

本书系将朱丹溪自撰诸书所载医案、其他中医古籍所载朱丹溪医案辑录、编辑,与《丹溪医按》合为一册,旨在将朱丹溪医案一网打尽,以飨读者。

朱丹溪生前无医案专书。今传《丹溪医按》,系其弟子戴原礼"当侍教之日,见先生用药治病……从而录之,名曰医按"(《丹溪医按》王行序)。但朱丹溪的医案远不仅《丹溪医按》所载,今传众多医书都载有朱丹溪医案,这些医书,大致可分为丹溪亲撰之书、托名丹溪之书、医案类书、其他医书四类。

1. 丹溪亲撰之书

朱丹溪亲撰之书仅《格致余论》《局方发挥》《本草衍义补遗》流传至今。此三书中,《格致余论》与《局方发挥》属医论医话类,论说中夹叙有医案,《本草衍义补遗》属本草类,其"铅丹"条有一处类似医案的文字。

2. 托名丹溪之书

主要有《丹溪心法》《丹溪治法心要》《金匮钩玄》《丹溪手镜》等。其中《丹溪心法》出于明景泰年间,《丹溪治法心要》出于明嘉靖年间,《丹溪手镜》出于明天启年间,《金匮钩玄》则为朱丹溪弟子戴原礼所撰。这些医书虽是托丹溪之名所作,但明代离丹溪生活的年代不远,作者当是依据其他资料整理而成,间或掺入其他成分,却在一定程度上承载着朱丹溪的学术。

3. 医案类书

主要医案类书如《名医类案》《续名医类案》《古今医案按》皆载有朱丹溪医案。

4. 其他医书

明清医书载录或引用朱丹溪医案者可分为二类:第一为朱丹溪弟子及私淑者所撰医书,如《推求师意》《医学正传》等;第二为载录朱丹溪医案的类纂性医书,如《医学纲目》《六科证治准绳》等。

本书的辑录原则、方法,后文《校释后记》中有详细介绍,读者可参阅。

本书为上、中、下三编。

上编:《丹溪医按》。

中编:《格致余论》《局方发挥》《本草衍义补遗》《丹溪心法》《丹溪治法心要》《金匮钩玄》《丹溪手镜》《脉因证治》八书所载朱丹溪医案。

下载:《名医类案》《续名医类案》《古今医案按》《推求师意》《医学正传》《古今医统大全》《医学纲目》《外科证治准绳》八书所载朱丹溪医案。

三编共采录朱丹溪医案 773 则,其中《丹溪医按》347 则(与《格致余论》重复者 5 则,与《局方发挥》重复者 4 则,其中"周本道"案三书并见),《格致余论》46 则(与《局方发挥》重复者 1 则,即"周本道"案),《局方发挥》10 则,《本草衍义补遗》1 则,《丹溪心法》37

则,《丹溪治法心要》132 则,《金匮钩玄》2 则,《丹溪手镜》2 则,《脉因证治》4 则,《名医类案》123 则,《续名医类案》44 则,《古今医案按》6 则,《古今医统大全》1 则,《医学纲目》15 则,《外科证治准绳》3 则。

在文本整理方面,本书与本丛书其他医籍遵循同一原则,进行分段、标点、校勘、注释。

1. 分段

分段基于对原文的阅读、理解和分析。

2. 标点

标点使用现代汉语标点符号,以逗号、句号和顿号为主,不用引号,慎用感叹号。

3. 校勘

见书后《校释后记》的"校勘异同"。

4. 注释

(1) 注释遵循训诂学的原则,凡需注释者必以训诂专书、古籍传注为依据。部分注释酌出书证。

(2) 注释采用"页下注"方式。

(3) 注释以古汉语语词为主,兼顾医学术语。

5. 文字

(1) 凡原文中的异体字,改为相应的正体字。

(2) 凡原文中的古体字,保留原字形,在其首见或适当位置以注释形式予以说明。

(3) 凡原文中的通借字,保留原字形,在其首见或适当位置以注释形式予以说明。

(4) 原书是竖排版,顺序是从右向左书写,在表示药物用法上,大多以"右"(上的意思)的形式出现。为尊重原书风貌,未予改正。

(5) 本书出自多人之手,药物剂量表述方法不尽相同,如"茯苓、白术二钱",作者之意是各二钱。为使于阅读,于剂量前加"各"字。

　　对朱丹溪医案进行辑录整理,是一件艰难且不易得到满意成果的工作,也是一件有意义的工作。这种意义首先在于朱丹溪作为一代大医,其医案散在群籍之中,迄今尚未辑为一帙。其次,散在群籍之中的朱丹溪医案文字、文体、行文皆参差不齐,给今人阅读带来不便,非经一番整理不能达到广泛应用的目的。因此,采用传统文献学的原则与方法,进行朱丹溪医案的辑录、校勘与注释,以利于今人的理解和临床应用,是有意义的。但是,《朱丹溪医案》原无其书,不比现存中医古籍的整理,也不比辑佚书,无现成底本、校本可用。再者,后世研究朱丹溪者代不乏人,其学术乃至医案为后世及当今所熟稔。第三,朱丹溪的医案流传数百年,几经传录,几经刊刻,早在明代已出现同案不同医的情况,欲窥当日之旧,实非易事。因此,虽反复绸缪,三历春秋,成此"草稿",但遗漏、重复、讹舛、误入者在所难免,仅此说明。

　　陕西省中医管理局,于2006年12月将陕西省中医药研究院的医史文献列为省级重点学科,给予了很大的支持。古籍整理是医史文献学科的重要工作,也是最基础的工作之一。为此,我们将这套《医案名著校释丛书》作为学科建设的工作项目之一。在工作过程中,陕西省卫生厅、陕西省中医管理局、陕西省中医药研究院及文献信息研究所的领导和同志给予极大的关心和支持。此外,好友朱世增先生,乃沪上名医丁甘仁再传弟子,以医名享誉于东北大地,为本丛书审稿、作序,在此一并致以衷心的感谢。因本人水平所限,讹误及不妥之处当不能免,若蒙学人同道指正,则幸甚幸甚!

焦振廉

二〇一一年二月于西安

目　　录

上编·丹溪医按

常熟杨鹤峰秘藏本　门人戴原礼编

序

予尝见学于医者咸论病据方而用药,未有论药制方而已疾者。尝有诲予医,亦曰治某病以某方,以某方治某病而已。然窃疑之。病多变而无常,方一定而有限,以有限之方应无常之病,吾恐其有时而穷[1]也。既而告予者曰:欲求缘病处药,不执故方,论得其情而效如其论者,今惟王立方氏为然。予闻,造[2]之,听其论,殊不类常闻也。因而质[3]焉,根据深远,博而扣之,援引精切。予大嗟异,问其所从得,曰金华戴氏肃斋父[4]也。问戴氏所从得,曰义乌朱氏丹溪先生也。丹溪初从金华许文懿公[5]学,年三十,以母多病,始事乎医。根本二书,旁搜众论,博采精详,附会折衷,数年而恍然有得,为书数万言,推明医道,著药而不著方,深契古人之旨,是以一时咸宗朱氏之学,遂大行于浙东西而名重天下矣。肃斋当侍教[6]之日,见先生用药治病,病异而药异,此固然也。有病同而药殊,有病异而药同,然病无不瘳者。肃斋从而录之,名曰《医按》,犹法家出治

---

〔1〕 穷　困窘。
〔2〕 造　拜访。
〔3〕 质　诘问,此为请教。
〔4〕 戴氏肃斋父　即戴思恭,明代医家,字原礼,号肃斋,又号复庵,浦江(今浙江浦江)人,师从朱丹溪,明建文帝时任太医院使,撰有《证治要诀》等。父,音 fǔ,古时对男子的美称,多缀于表字之后。
〔5〕 许文懿公　即许谦,元代理学家,字益之,自号白云山人,东阳(今属浙江)人,卒后谥"文懿",撰有《读书丛说》等。
〔6〕 侍教　侍奉其侧而聆其教诲。

之左券〔1〕也。肃斋推而为医，已人之疾，多奇验。尝授之立方。立方为医之良，未必不由是乎。乃以示予。洎〔2〕为之序，予知医之良，良在用药究病。读夫书，得于心，奏夫效，绰绰然无少括阂〔3〕，正犹农之为稼，耕耘既力，浸灌以时，驯〔4〕致有秋之获，而为农之良者。此先生之医，肃斋之医也，亦立方之医也。彼临病执方，拘拘切切，觊〔5〕夫治效，宜夫效反不臻，盍〔6〕于是而观焉？

　　　　　　洪武丁巳〔7〕春二月吉〔8〕吴郡王行〔9〕序

〔1〕　法家出治之操券　喻临床诊治的依据。战国时国君委派官员到地方任职，将官员任职地应收赋税书于木券，剖而为二，国君执右券，官员执左券，年终官员持左券向国君报核，国君则亲自审核以定其业绩。法家，指官员。出治，外出任职。

〔2〕　洎　音 jì，等到。

〔3〕　括阂　限制。

〔4〕　驯　逐渐。

〔5〕　觊　音 jì，希望，多指非分之想。

〔6〕　盍　何不。

〔7〕　洪武丁巳　明洪武十年，公元 1377 年。

〔8〕　吉　朔日，农历每月初一日。

〔9〕　王行　明初长洲（今属苏州）人，字止仲，初以授徒为生，馆于凉国公蓝玉家，后蓝玉因事涉谋反被诛，王行亦被杀。有《半轩集》十四卷。

风 痫 ——抽搐附

卢孺人，因怒手足强直，十指如束，左脉弦虚，右脉弦大而强，稍坚。此风木治[1]脾土，宜速泻肝气，助肺金，补脾土之阴。黄连二钱，南星、白术一钱，人参、黄芩、天麻、川芎、木通、陈皮、青皮各半钱，甘草二钱，右作一帖，煎取一盏，入姜汁令辣，再沸热饮。（参见《医学纲目》卷十一）

某孙女，胎中受湿热，午后发搐，唇黑面青，每日[2]作一次。未半周[3]，难与药，且酿乳饮之。白术八钱，陈皮、半夏、芍药、青皮各五钱，人参、川芎、木通三钱，黄连二钱，甘草一钱，黄芩三钱，右分作八帖服[4]，效。（参见《医学纲目》卷三十六、《幼科证治准绳》卷二）

一妇人，怀妊六月，发痫，手足扬直，面紫黑色，合眼涎出，昏愦不省人事，半时而省。医与镇灵丹五十余帖，其疾而作而止，并无减证，直至临产方自愈。产一女，蓐中子母皆安。次年，其夫疑其丹毒必作，求论治。脉浮取弦，重取滑，按至骨则沉实带数。时正二月，因未见痫证发，此[5]未敢用药。意其旧年痫发时乃是五月，欲待其时，度此疾必作，当谛审施治。至五月半后，其疾果作，皆是巳午两时。遂教以防风通圣散自制，去甘草，中加桃仁，多红花，二服或吐，至四剂，疾发渐疏而轻，为疥而愈。（参见《名医类

〔1〕 治 《医学纲目》卷十一作"攻"。
〔2〕 日 原作"小"，据《医学纲目》卷三十六、《幼科证治准绳》卷二改。
〔3〕 半周 半岁。
〔4〕 服 《幼科证治准绳》卷二作"与乳母煎服"五字。
〔5〕 此 《医学纲目》卷十一、《女科证治准绳》卷四并无此字。

案》卷八、《古今医案按》卷六、《医学纲目》卷十一、《女科证治准绳》
卷四）

巡检夫人，痫。通圣散二钱半，姜三片煎，下犀角丸三十粒而
愈。（参见《医学纲目》卷十一）

盛氏妇，年三十余岁，五月间新产十余日，左脚右手发搐，气喘
不得眠，面部口鼻黑气起。诊其脉，浮弦而沉涩，右手为甚。余意
其受湿证，遂问：怀妊时曾大渴思饮否？彼云：娠妊三个月，常喜
爱羹汤茶水。遂以黄芩、荆芥、木香、滑石、白术、槟榔、陈皮、川芎、
苍术、甘草、芍药，至四服后加桃仁，又四服而漉漉有声，脏腑大下，
视之皆如水晶块，大者如鸡子黄，小者如蝌蚪者数十枚，遂搐定喘
止。遂于前方中去荆芥、黄芩、槟榔、滑石，加当归身、茯苓，与调理
其血，至十帖遂安。（参见《丹溪治法心要》卷七、《名医类案》卷十
一、《古今医案按》卷九）

徐道济子，年十七岁，五月间因有所羞愧，忽然而时发昏，两手
搐动如狂状，时作时止，发则面紫黑，睾丸能动，左过右，右过左。
有数医用金箔镇心丸、抱龙丸、妙香散、定志丸等药，不效。予见其
脉微弦，六至，轻重皆有，断之曰：此内素有湿热，因激起厥阴相
火，又有时令之火，不合有〔1〕麝香之药。况脾病〔2〕，当先救脾
土，时诸药多燥血坏脾者。遂用黄连为君，人参为臣，浸酒芍药和
白陈皮为佐，生甘草为使，生姜一片煎，至服八帖而安。（参见《名
医类案》卷八、《古今医案按》卷六）

---

〔1〕 不合有　不当用。合，应当。又，《名医类案》卷八"合"作"宜"。
〔2〕 脾病　《名医类案》卷八、《古今医案按》卷六并作"肝病"。

楼舍人,口眼斜,先自左边牙痛来。半夏、苍术各五钱,白术一钱半,桂枝、炙甘草二钱,黄芩,右煎,后入姜汁一半〔1〕。(参见《医学纲目》卷十)

坦奶奶,痰中后心下迷闷汪洋,食少倦怠。白术一钱半,苍术、半夏、茯苓各一钱,川芎一钱,姜二片。(参见《医学纲目》卷十)

陶安人〔2〕,身体肥壮,久患瘙痒,因自投风药,凑成虚证,身上麻木无力,口苦干,小便数。白术二两,陈皮、芍药、黄芩各一两,茯苓七钱半,当归身七钱,黄耆、人参、川芎、青皮、苍术、木通各五钱,黄檗(酒炒)三钱,五味九枚,炙甘草,右每下黄精丸三十枚。(参见《医学纲目》卷十)

小姐,风丹痒。白术七钱,炒枳实五钱,炒芩四钱,右为细末,分八帖煎汤,下黄精丸四十粒,食前。(参见《医学纲目》卷二十、《外科证治准绳》卷五)

风　寒　二

一男子,素嗜酒,因暴风寒衣薄,遂觉倦怠,不思饮食者半月,至睡后大发热,疼如被杖,微恶寒。天明诊之,六脉浮大,按之豁豁然,左为甚。予作极风寒〔3〕治之,以人参为君,黄耆、白术、当归为臣,苍术、甘草、陈皮、通草、干葛为佐使,大剂与之,至五帖后,遍

---

〔1〕　一半　《医学纲目》卷十作"一合"。
〔2〕　安人　古时诰封制度,六品官员的夫人封"安人"。
〔3〕　极风寒　《丹溪治法心要》卷一、《名医类案》卷五、《古今医案按》卷一、《医学纲目》卷三十并作"极虚受风寒"五字。

身汗如雨,凡三易被,得睡,觉〔1〕来诸证悉除。(参见《丹溪治法心要》卷一、《名医类案》卷五、《续名医类案》卷三、《古今医案按》卷一、《医学纲目》卷三十、《伤寒证治准绳》卷二)

浦江郑兄,年二十余,九月间发热头痛〔2〕,妄言见鬼。医与小柴胡汤十余帖,热愈甚。予视其形肥,诊其脉,弦大而数,左之太甚,遂作虚证治之。以人参、白术为君,茯苓、芍药为臣,以黄耆为佐,加附子一片为使,与二帖而证不减。或曰:脉弦数大,发热而又不渴,附子误矣。予曰:虚甚,误投寒凉之药,人肥,左大于右,事急矣,非附子一片,参、术焉能有急效? 再与一帖,乃加附子而作大剂与之,五十余帖,得大汗而愈。又自补两月,气体犹未平复。(参见《丹溪治法心要》卷四、《名医类案》卷八、《古今医案按》卷六、《医学纲目》卷三十一)

六四弟女,发热,感冒风冷。苍术一钱,麻黄、人参各半钱,甘草些少。(参见《医学纲目》卷三十)

卢兄,年四十五岁,自来大便下痢〔3〕,脉来迟涩,面黄人倦者二年。九月,因劳倦发热,已自服参苏饮两帖〔4〕。续早起小劳遇寒,两手与面皆紫黑,昏仆,少时却苏省,大发热,妄言口渴,身痛至不可眠,脉三五不调,微带数,重取虚豁,左大于右。以人参二钱

---

〔1〕　觉　音jiào,睡醒。
〔2〕　发热头痛　《格致余论・治病先观形色然后察脉问证论》、《名医类案》卷八、《古今医案按》卷六并作“大发热,口渴”五字。
〔3〕　下痢　《名医类案》卷一、《古今医案按》卷一、《医学纲目》卷三十并作“下血”。
〔4〕　两帖　《名医类案》卷一、《古今医案按》卷一、《医学纲目》卷三十此下并有“热退”二字。

半,麻黄二钱,黄耆一钱,白术二钱,当归半钱,与五六帖,得睡,醒来大汗如雨。日后再热,胁痛咳嗽,若睡时嗽不作而妄语[1],且微寒。诊之,脉似前而左略带紧,此体虚再感风,再与前药加半夏、茯苓,十帖,再得大汗而安。但身倦怠,不可久坐,不思食,用前补中益气汤中去[2]凉药,加神曲、半夏、缩砂,五七十帖安。(参见《名医类案》卷一、《古今医案按》卷一、《医学纲目》卷三十、《伤寒证治准绳》卷二)

　　吕仲修,年六十六岁,正月间忽忍饥冒寒作劳,头疼恶寒发热,骨节皆疼,无汗,至次妄语,时止时作,然亦不十分失次[3]。彼自服参苏饮两帖,汗不出。又服一帖,以衣裳被覆取汗,汗大出而热不退。至第四日,予诊其脉,两手皆洪数而右手为甚,此因饥而胃虚,加之作劳。阳明虽受寒气,不可攻击,当急以大补之剂回其虚,俟胃气充实,自然寒汗出而解[4]。遂以黄耆、人参、白术、当归身、陈皮、炙甘草,每帖加附子一片,一昼夜与五帖,至第三日[5],口稍干,言语有次。诸证虽解,热尚未退,遂去附,加芍药[6]。又过两日思食,却作肉羹,间与之,又二日精神全,又三日,其汗出热退。脉虽不散,洪脉尚存。予讲此脉洪当作大脉论,年高而误汗,此后必见虚证。又与前药,至十日,言我大便自病以来不更顺[7]凡十三日矣。今谷道迸痛,虚坐[8]努责,状如不堪。患者自欲用

---

〔1〕　妄语　原作"安语",据《名医类案》卷一、《古今医案按》卷一改。
〔2〕　去　原作"加",据《名医类案》卷一、《古今医案按》卷一改。
〔3〕　失次　语无伦次。
〔4〕　自然寒汗出而解　《名医类案》卷二、《古今医案按》卷一并作"必自汗而解"五字。
〔5〕　第三日　《名医类案》卷二作"第五日"。
〔6〕　芍药　《名医类案》卷二、《古今医案按》卷一并作"芍药"。
〔7〕　更顺　《名医类案》卷二、《古今医案按》卷一并作"更衣"。
〔8〕　坐　原作"生",据《名医类案》卷二、《古今医案按》卷一改。

大黄、巴豆等剂。予曰：大便非实闭，是为气因误汗，虚不得阳气充腹，无力可努。仍用以前药补，间以肉汁粥及锁阳粥与之一日半[1]，浓煎葱椒汤，浸下体，方下大便软块五大枚。诊其脉，仍大未敛，此气血犹未复，又与前药。经两日，小便不通，小腹妨闷，但仰卧则滴点而出。予曰：补药复未至。于前倍加人参、黄耆，大剂与两日，小便小利，又服补药半月，方出房门，又半月而安。（参见《名医类案》卷二及卷九、《古今医案按》卷一、《外科理例》卷三、《古今医统大全》卷八十、《医学纲目》卷十四及卷三十、《伤寒证治准绳》卷二、《外科证治准绳》卷三）

杭州叶君章，腊月因斋素中饥，而冒寒作劳，遂发热头痛。宋仲名与小柴胡汤，自汗神昏耳聋，目不见物。予诊，其脉大如指，似有力，热不退。予与人参、黄耆、白术、熟附、炙甘草，作大剂与之，一日而汗少，二日而汗止，热减半，耳微闻，目能视。初用药至四日，前药中加苍术与之，得汗[2]而热除。本日去苍术、附子，又与前药，作小剂服，三日安。（参见《名医类案》卷二、《医学纲目》卷三十、《伤寒证治准绳》卷二）

寒　热　三

赵孺人，夜间发寒后便热，丑寅时退，起来口渴，食少无味，且不化，腹略痛而泄，倦怠，或用事则热，而亦眼壅[3]，又不耐风寒，亦怕热。白术、芍药（炒）、陈皮、归身各一钱，茯苓、人参各半钱，炒

---

[1]　一日半　《古今医案按》卷一作"翌日"二字，从下读。

[2]　汗　原缺，据《名医类案》卷二、《医学纲目》卷三十、《伤寒证治准绳》卷二补。

[3]　亦眼壅　《续名医类案》卷六、《医学纲目》卷六并作"赤眼气壅"四字。

蘗、炒芩、木通、牡丹皮、缩砂各三钱,甘草二钱(炙),右下〔1〕保和、实肠丸各三十丸。(参见《续名医类案》卷六、《医学纲目》卷六)

陆小娘,年近二十,发热,开目则甚,渴思水,便涩〔2〕而浊。此食痰也。干葛一钱、黄连、桔梗二钱、片芩、木通、白术、陈皮各半钱,甘草三钱,右煎,下保和丸二十粒,四服而愈。(参见《名医类案》卷二、《医学纲目》卷三十)

朱兄,劳伤发热,当作注夏治之。白术一钱半、黄耆、人参、白芍药、木通各半钱,炒蘗、陈皮、升麻、炙草各四分。(参见《医学纲目》卷十七)

王孺人,因辛苦发热。芍药五钱、白术五钱半、人参、当归各三钱、陈皮一钱、川芎半钱、甘草五钱、木通钱半。(参见《医学纲目》卷三十)

施官人,年三十余,不可劳动,劳动则发热。脉弦而大,左右手短而涩在右手。予语:此必酒病成湿伤血。又问之,遇少劳则喘乏力,小便或时赤〔3〕。白术二钱半、芍药一钱、当归、黄耆、人参、陈皮、厚朴、川芎各五分、茯苓、甘草(炙)、木通各四分,右煎,下青礞石丸五十粒。(参见《医学纲目》卷五)

丈夫〔4〕,倦甚,口干发热,汗不出,眼瞤。陈皮三钱、人参、白术、白芍药、柴胡各二钱、生耆一钱、木通半钱、甘草(炒),右分四

---

〔1〕　右下　《续名医类案》卷六、《医学纲目》卷六并作"右煎,下"三字。
〔2〕　便涩　《名医类案》卷二、《医学纲目》卷三十并作"脉涩"。
〔3〕　或时赤　《医学纲目》卷五作"或赤或白"四字。
〔4〕　丈夫　成年男子。

帖,热饮。(参见《医学纲目》卷三十)

丈夫,倦甚,口干发热,汗不出。陈皮三钱,人参、白术、苍术、干葛各一钱半,生耆、木通各一钱,右分四帖,诸证皆退。再与下药补胃,人参、白术、陈皮各四钱,木通一钱。(参见《医学纲目》卷三十)

丈夫,因恐发热,心不安。南星、茯苓各五钱,朱砂二钱,右已上六帖〔1〕,再用人参、当归、柴胡各三钱,黄芩、川芎、木通各二钱,甘草半钱,红花些少,右分四帖,水二盏半,取金银器同煮,取一盏,去渣调服。(参见《名医类案》卷二、《医学纲目》卷三十)

丈夫,因劳役发热甚倦,不可作伤寒治之。人参四钱,白芍药、当归、陈皮各三钱,黄耆二钱半,苍术二钱,木通一钱半,甘草些少。(参见《医学纲目》卷三十)

妇人,患注夏,手足酸软而热。白术一钱半,炒檗、白芍药、陈皮、当归各一钱,苍术半钱,甘草(生)些少,姜二片。(参见《医学纲目》卷十七)

一女子,年二十余,在室〔2〕,素强健。六月间发烦,困惫不食,凡发时欲入井,六脉皆沉细而微弱,两日后口微渴。众为病暑,治不效。四日后加呕而人瘦,手心极热,喜在暗〔3〕,脉渐伏而妄言。予急制《局方》妙香丸如芡实大,以井水下一丸,过半日许,大便与药俱出,病仍不减。遂以麝香水洗药,以针穿三窍,次日以凉

---

〔1〕 右已上六帖　《名医类案》卷二作"分作六帖"四字。
〔2〕 在室　尚未出嫁。
〔3〕 暗　《名医类案》卷三、《古今医案按》卷五并作"暗处"二字。

水下,人便利,药复出,病犹未退。又以麝香水洗药,拭干,用麝香少许包之,次日又针穿三窍,凉水送下,半日许大下痰数升,是夜得睡,困顿伏枕,旬日而愈。因记《金匮》云昔肥而今瘦者痰也〔1〕,遂作此药治之。(参见《名医类案》卷三、《古今医案按》卷五、《医学纲目》卷十六、《杂病证治准绳》卷五)

一人,五月内谵语〔2〕,大发热,身体四肢不能举,善冷饮。其脉洪大而数。遂用黄耆、茯苓浓煎如膏,却用凉水调与之。三服后,病者昏睡如死状,但颜色不改,气息如常,次早方醒,诸证悉退而安。(参见《名医类案》卷二、《古今医案按》卷一、《医学纲目》卷三十一、《伤寒证治准绳》卷三)

陶明节,年十九,凡农作不惮劳。一日劳倦,大发热而渴,恣饮冷泉数碗,次日热退,目不识人,语言谬误,自言腹痛不能转侧,饮食不进,身战掉不能自持。又二日来告急,脉之,两手涩而大,右为甚。遂于气海灸三十壮,白术二钱,黄耆一钱,熟附一片,陈皮半钱,与十帖,不效,反增发热,余证仍在,可进一二匙稀粥。予曰:此气欲和而血未应也。于前药去附,加当归酒浸以和血,因有热,加人参半钱,与三十帖而安。(参见《丹溪治法心要》卷四、《名医类案》卷二、《医学纲目》卷三十)

一妇人,年十八九,因大不如意〔3〕事,遂致膈满不食,因循累月,瘦惫不能起坐,至午间发热面赤,至酉戌后热退,赤亦退,至夜则小便数,每行数滴。六脉皆沉涩而短小,重取皆有,左右一般。

---

〔1〕　昔肥而今瘦者痰也　语本《金匮要略·痰饮咳嗽病脉证并治》。
〔2〕　谵语　"谵"原作"谗",据《名医类案》卷二、《古今医案按》卷一改。
〔3〕　如意　"如"字原缺,据《名医类案》卷二、《古今医案按》卷二补。

经水虽按月准,数滴而已。予曰:此不遂而气郁,胃口有瘀血而亦虚,中宫却食郁气以成疾[1]。遂补泻兼施,以白术二钱,人参一钱,茯苓一钱,红花一豆大,带白陈皮一钱,煎取浓汁一盏,食前热饮之。少顷药行,复与半匙粥,又少顷,以神祐丸减轻粉、牵牛,细丸如芝麻大,津咽十五丸,一昼夜二药各进四服,至次日方食知有味,又次日食少进,第三日则热退不赤,如此至七日,饮食如旧。(参见《名医类案》卷二、《古今医案按》卷二、《古今医统大全》卷二十七、《医学纲目》卷二十一)

周本道,年逾三十,得恶寒病,服附子数日,益重,甚以绵蒙首。诊其脉,弦而似缓。予以江茶入姜汁、香油些少,吐痰一升许,减绵大半。又与通圣散去大黄、芒硝,加地黄、当归,百余帖而安。周甚喜,予曰:未也。燥热已多,血伤已深,须淡食养胃,内观以养神,则水可生而火可降,附毒必消。后勇于仕进,不守戒忌,病安之后官于婺城,巡夜冒寒,非附子不可以疗,而性怕生姜,只得以猪腰子作一片煮附,三帖而安。予曰:只可急归。知其附毒易发。彼以为迂,后果发背而死。(参见《格致余论·恶寒非寒病恶热非热病论》《局方发挥》《丹溪心法》附录《丹溪翁传》《丹溪治法心要》卷四、《名医类案》卷一、《古今医案按》卷四、《玉机微义》卷九、《医学纲目》卷六)

徐三官,六月间发热大汗,恶寒战栗,不自禁,口甚渴。予曰:此必暑证。其脉微虚细弱而数,其人放赌[2],致劳而虚。遂以人参、竹叶煎汤,调五苓散加辰砂[3],八帖而愈。(参见《丹溪治法心要》卷一、《名医类案》卷二、《古今医案按》卷二、《医学纲目》卷三十三)

---

〔1〕 却食郁气以成疾　《名医类案》卷二作“却因食郁而生痰”。
〔2〕 放赌　《丹溪治法心要》卷一、《名医类案》卷二并作“好赌”。
〔3〕 五苓散加辰砂　《名医类案》卷二、《医学纲目》卷三十三并作“辰砂四苓散”五字。

一色目〔1〕妇人，年近六十，六月内常觉恶寒战栗，喜啖热御绵，多汗如雨，其形肥肌厚。已服附子三十余，但浑身痒甚，两手脉沉涩稍大，知其热甚而血虚也。以四物汤去川芎，倍地黄，加白术、黄耆、炒檗、生甘草、人参，每帖二两重，与二帖，腹大泄，目无视，口无言。予知其病热深而药无反佐之过也，仍取前药，炒熟与之，盖借火力为向导，一帖利止，四帖精神回〔2〕，四十帖病安。（参见《局方发挥》、《名医类案》卷五、《古今医案按》卷四、《医学纲目》卷六、《杂病证治准绳》卷一）

蒋氏妇女，年五十余，形瘦面黑，六月喜热恶寒。两手脉沉而涩，重取似数。以三黄补丸〔3〕，以姜汁下之，每三十粒，二十帖微汗而安。彼以积热、痼冷为叙方之篇目，其得失可知矣〔4〕。（参见《局方发挥》、《名医类案》卷五、《古今医案按》卷四、《医学纲目》卷六、《杂病证治准绳》卷一）

痰　饮　四

仁十二孺人〔5〕，虚而有湿痰，膈上有热。白术、滑石各一两，陈皮、木通各三钱，甘草一钱（炙），右为末，分六帖。（参见《医学纲目》卷二十六）

〔1〕　色目　各色各目，元代指蒙古人、汉人、南人以外的人，地位次于蒙古人而优于汉人。
〔2〕　回　原缺，据《局方发挥》、《名医类案》卷五补。
〔3〕　三黄补丸　《局方发挥》、《名医类案》卷五并作"三黄丸"三字。按《太平圣惠方》卷五十九有"三补丸"，用黄连、黄檗、黄芩三味，《医学纲目》卷六亦载此案，并称"三黄恐是三补丸，芩、连、檗也。"
〔4〕　彼以积热……可知矣　此句见《局方发挥》。
〔5〕　孺人　古时诰封制度，七品官员的夫人封"孺人"。

疟 疾 五

浦江洪宅一妇人,病疟,两日一发,饮食绝少,经脉不行,已三月矣。其脉两手皆无。时正腊月,极寒治之[1],遂以四物汤加吴茱萸、附子、神曲,为丸与之。予自以为处未当,次早再诊视,见其梳洗无异平时,言语行步并无倦怠。予惊曰:前药误矣。经不行者,非血[2]也,为痰所碍而不行也。无脉者,非血气衰少而脉绝,实乃积痰生热,结伏而不见耳。当作实热痰治之。遂以三花神祐丸与之,旬日后食渐进,脉亦稍出,一月终六脉俱出,但带微弦,疟尚未愈。予谓:胃既全,春深经血自旺,不必服药,便可自愈。教其淡滋味节饮食之法,半月而疟愈,经亦行矣。(参见《丹溪治法心要》卷一、《名医类案》卷三、《古今医案按》卷三、《续名医类案》卷七、《医学纲目》卷六及卷三十四、《女科证治准绳》卷一)

王孺人,旧因疟疾再发,劳心劳力又发,热重,头与骨节俱痛,痰多,恶心食少。与此方,人参、芍药、陈皮各一两,白术一两半,川芎、柴胡、当归各七钱,甘草一钱,右分十帖,姜三片。(参见《医学纲目》卷六)

理五官,病胁有一块,在左边,此疟母也。川芎三钱,白术五钱,青皮(醋炒)半两,三棱(醋炒)六钱,柴胡三钱,木通三钱,甘草半钱,桂枝三钱。

---

〔1〕 极寒治之　《名医类案》卷三、《医学纲目》卷六并作"议作虚寒治"五字。
〔2〕 血　《丹溪治法心要》卷一、《名医类案》卷三、《医学纲目》卷六并作"无血"二字。

　　理七官人,久疟,至春左胁有块,渐长过中脘,脉弦。桂枝二钱,柴胡五钱,白术一钱,木通五钱,甘草(炙)一钱,川芎五钱,黄连三钱,半夏五钱,右分九帖,姜三片,下保和丸二十五丸,温中[1]三十丸。

　　杨道秀,久疟,脉弦沉细,自是来此,下焦有湿。苍术半钱,白术一钱半,陈皮半钱,木通半钱,甘草二钱,半夏一钱,右分二帖,入生姜汁,仍灸。

　　冯官人,发疟,脉弦有汗。人参五钱,黄耆五钱,黄连三钱,白术二钱,芍药半钱,茯苓三钱,黄芩五钱,右分作二帖。(参见《医学纲目》卷六)

　　朱秀,四十余,患疟,发热头痛,腹急膈满,咳嗽。此食不节,有痰。白术一钱半,陈皮二钱半,半夏三钱,黄芩二钱,木通二钱,桔梗一钱半,青皮一钱半,腹皮一钱,甘草半钱。

　　何太十孺人,疟发久,脉弦大稍数,重按无力稍涩,气口稍大实滑。此食积,发寒热夕作。白术三钱,柴胡四钱,苍术三钱,炙甘草三钱,芍药二钱,木通二钱,右水煎,下保和丸。

　　卢兄,疟后因辛苦再发。脉大弦而浮,此血伤也,宜补之。人参半钱,白术一钱,黄芩四钱,归尾半两,炙草二钱,白芍药一钱,黄连三钱,生地黄、茯苓各半钱,右作一帖,热饮,仍灸大椎穴五壮。(参见《医学纲目》卷六)

---

[1] 温中　当作"温中丸"。

何仪十亲家，由恣食，疟，无时不渴，肚肿，不得卧，面黄，倦。犀角屑、木通二钱，白术二钱，川芎、炙草各二钱，陈皮、半夏各一钱，苍术半钱，右煎，下保和丸二十粒，温中丸二十粒，抑青丸二十粒。

富小娘，疟后左胁下有块，小便少。青皮、三棱各五钱，白术二钱半，柴胡、木通各三钱，厚朴二钱，甘草一钱，姜一片，右煎，食前热饮之。（又见"癖块廿四"，参见《医学纲目》卷二十五）

义一姐，疟间日作，兼痢，脉虚甚，身痛。宜活血补胃，待虚补回，却推积〔1〕。人参三钱，白术半钱，苍术一钱，滑石（炒）一钱，陈皮一钱，白芍药半钱，当归一钱，炙草些少，研桃仁七枚。药后病退，唯脉稍弦，身倦怠，用此调补，人参、半夏各九钱，苍术、陈皮各三钱，木通二钱，炙草些少，右煎取三之一，饮之，可淡粥带少饥〔2〕，静坐调养。（参见《医学纲目》卷二十三）

何主首〔3〕子，年二十，疟间日作，头痛恶寒为甚。麻黄一钱，半夏五钱，白术三钱，青皮三钱，木通二钱，苍术二钱，桂枝一钱半，炙草二钱。（参见《医学纲目》卷六）

王二官，疟后面黄，脚疲倦怠，食饱则气急头旋。白术一钱半，黄耆、苍术、炒朴、陈皮各一钱，炒檗三钱，木通二钱，炙草。（参见《续名医类案》卷九、《医学纲目》卷二十一）

陈一之子，二岁，间日疟。白术二钱，苍术一钱半，半夏、陈皮、

---

〔1〕 推积　原作"挨积"，据《医学纲目》卷二十三改。推积，去除积滞。
〔2〕 带少饥　《医学纲目》卷二十三作"少少塞饥"四字。
〔3〕 主首　地方行会的头领。

木通各一钱，麻黄半钱，炙甘草些少。（参见《医学纲目》卷六）

何主首，疟作，间两日发，寒自足起，发[1]口渴身痛，头腰已上[2]有汗。白术二钱，黄耆一钱，苍术二钱，柴胡二钱，芍药、木通各一钱，麻黄半钱，青皮二钱，炙草三分。（参见《医学纲目》卷六）

冯宅妇人，年二十余，且乳[3]而疟发重，微渴，其脉左手虚，右手虚大，食少。白术一钱半，陈皮二钱，木通半钱，炒朴、牛膝、茯苓各半钱[4]，苏梗三分，炙草二分，右姜三片煎服。（参见《医学纲目》卷二十四）

冯孺人，疟而浮肿，大便自利。人参三钱，白术（炒）一钱半，半夏、陈皮各一钱，苍术（炒）、川芎、白芷各半钱，木通六分，甘草（炙）二分。（参见《医学纲目》卷二十四）

寄子，三十余，久疟虚甚，盗汗，得咳嗽来便热，夜甚。白术一钱半，防风二钱，黄连、人参、黄耆各半钱，干姜一分，甘草些少。（参见《名医类案》卷三、《医学纲目》卷二十六）

五官，年四十，疟间两日而发，始者善唉，至春作肿，大小便秘，食少，面浮口渴。白术一钱半，厚朴、牛膝、滑石（煅）各一钱，川芎半钱，伏皮[5]三钱，桃仁九个，木通一钱半，甘草二分半，右姜三片同入药，煎服。（参见《医学纲目》卷二十四）

---

〔1〕发　《医学纲目》卷六作“发时”二字。
〔2〕已上　以上。已，同“以”。
〔3〕乳　生产。
〔4〕钱　原缺，据文义补。
〔5〕伏皮　《医学纲目》卷二十四作“大腹皮”三字。

　　王舅，疟，左弦甚，右略涩，将退时略有汗。人参三两、半夏、白术、柴胡、苍术、青皮各五钱，木通半钱，甘草些少，右分五帖，煎取三之一，去渣[1]，入姜汁小半盏，露一宿，空心温令热服[2]。（参见《医学纲目》卷六）

　　妇人，患疟而产，腹痛。盖女胎有积血，以疟药调活血药。半夏一钱，人参、白术各半两，没药、木通、苍术、青皮各三钱，黄芩半钱，陈皮、甘草各五钱，右分四帖，姜三片，煎八分，调下四味药末。

　　丈夫，疟，脉弦细不数，每日戌辰午未自[3]作。此太阴证，又为湿热。白术、陈皮、大腹子、当归、木通、厚朴各五钱，青皮一钱半，川芎二钱，木香一钱，甘草半钱，右分十二帖，煎，食前服。

　　妇人，四十四岁，患疟无时，肚腹渐胀而鸣，得气稍宽，病作时则渴。半夏三钱，白术、陈皮、厚朴、黄芩各三钱，木通、川芎各二钱，大腹一钱半，甘草半钱。

　　洪德谦宠人，年十九岁，滋味厚，身材小，患痎疟月余，两日[4]发作于申后，头痛身热，口干寒多，喜饮极热辣汤。诊其脉，两手俱伏，面色惨晦，遂作实热痰治之。以十枣汤末，以粥为丸如芥子大，每服十粒，以津咽之，日三次，令淡饮食，半月后大汗而愈。（参见《名医类案》卷三、《古今医案按》卷三、《古今医统大全》卷三十七、

---

[1]　渣　原缺，据《医学纲目》卷六补。
[2]　空心温令热服　《医学纲目》卷六作"次早温服之"五字。
[3]　自　原作"日"，据文义改。
[4]　两日　《名医类案》卷三、《古今医案按》卷三并作"间日"。

《医学纲目》卷六）

一男子,三十五岁,由连日作劳,劳发散为疟。医与疟药,三发后变为发热,舌短,言语不辨,喉间痰吼有声。诊其脉,似数似滑[1]。与独参汤加竹沥二蚶壳许,两服后吐膏痰三块,舌颇正[2]而言可辨。余证未退,遂煎人参黄耆汤,半月而诸证皆退。粥食调补二月,方能起视[3]立而安。(参见《名医类案》卷三、《古今医统大全》卷三十七、《医学纲目》卷二十七、《杂病证治准绳》卷五)

陈伯大,性急,好酒色,奉养厚。适方有事[4],多忧怒,患久疟,忽一日大发热,大便以下皆积滞极臭,大孔急极痛,呻吟不绝,其孔陷下,嘱付[5]后事。予曰:此大虚也,脉皆弦大而浮。遂以瓦片敲令圆净如铜钱状,烧红,投童便中,急取起令干,以纸裹熨痛处,其时寒,恐外寒乘虚入也。以人参、当归、陈皮浓煎,温与之,淡滋味,半月而安。(参见《名医类案》卷三、《古今医统大全》卷三十七、《医学纲目》卷六及卷二十三)

痢 疾 六

二十九官人,肚痢食少,坠[6]赤积,身热。木通一钱半,芍药(炒)、陈皮、白术、滑石各半两,甘草半钱,右分四帖,同煎,下与点

---

[1] 似数似滑 《名医类案》卷三、《医学纲目》卷二十七并作"洪数似滑"。

[2] 舌颇正 《名医类案》卷三、《医学纲目》卷二十七并作"舌本正"。

[3] 视 《名医类案》卷三、《医学纲目》卷二十七并无此字。

[4] 适方有事 "方""有"二字原倒,据文义乙正。又,《医学纲目》卷二十三作"适有事"三字。

[5] 嘱付 嘱咐。付,同"咐"。

[6] 坠 《医学纲目》卷二十三作"下坠"二字。

丸、保和丸各十丸。（参见《医学纲目》卷二十三）

　　八婶，产〔1〕患痢，脉细弦而稍数，后重〔2〕里急。用滑石三钱，芍药、白术、木通各二钱，枳壳一钱半（炒），黄芩一钱，甘草五分。（参见《续名医类案》卷二十四、《医学纲目》卷二十三）

　　一男子，年五十余，肚痢，昼有积痰，淡红色，夜无积，食自进。先与小胃丹两服，先四十，次六十，去积，却与断下丸。（参见《医学纲目》卷二十三、《杂病证治准绳》卷六）

　　妇人，患痢，堕胎产后，为满〔3〕食少，痢不止，脉虚，左手尤甚。白术一钱半，诃子二钱（煨），滑石、芍药、茯苓、苍术各半钱，干姜四分，右作细末，下保和丸四十粒。（参见《医学纲目》卷二十三、《女科证治准绳》卷五）

　　青田人，肚痢紫血，下坠逼迫，不渴不热。白术、芍药各一两，陈皮、枳壳（炒）、归身、滑石各半两，炙草三钱，右分八帖，下实肠丸三十粒。（参见《续名医类案》卷八、《医学纲目》卷二十三）

　　丈夫，辛苦劳后，肚痢白积。滑石一两，陈皮、白术各六钱，芍药半两，黄芩〔4〕三钱，甘草（炙）半钱，桃仁三十枚。（参见《丹溪治法心要》卷二、《医学纲目》卷二十三）

　　丈夫，因酒多下血肚痛，后重成痢。滑石半两，连翘、黄芩、木

---

〔1〕　产　《续名医类案》卷二十四、《医学纲目》卷二十三并作"将产"二字。
〔2〕　重　原缺，据《续名医类案》卷二十四、《医学纲目》卷二十三补。
〔3〕　为满　《医学纲目》卷二十三、《女科证治准绳》卷五并作"膈满"。
〔4〕　黄芩　"芩"字原缺，据《医学纲目》卷二十三补。

通、芍药、枳壳、白术各二钱,甘草一钱,右分四帖。(参见《续名医类案》卷九、《医学纲目》卷二十三)

小儿噤口痢酿乳法:川朴二钱,枳壳三钱,白术、芍药各半两,滑石一两,木通三钱,陈皮二钱,甘草五分,右分四帖,研桃仁七枚,水两盏半煎一盏,与乳母。(参见《医学纲目》卷三十八、《幼科证治准绳》卷七)

咳　嗽　七

陈孺人,年五十余,嗽或发或止,发[1]时有清痰,寒热作[2],食少,面浮虚,淡黄色。陈皮、青皮、白术、芍药各五钱,麻黄二钱,木通、干生姜各五分,黄芩二钱半,甘草(炒)、防风各四分,右分七帖,五味七枚,煎三分一。(参见《医学纲目》卷二十六)

崇庆和尚,因醉饱食,发热咳嗽而有胁痛,渴,不安眠。柴胡、黄芩、白术、陈皮、桔梗、木通各二钱,人参、麻黄各一钱半,甘草一钱,右分三帖。(参见《医学纲目》卷三十二)

胡安人,六十八,恶寒发热,自四月来得嗽疾,眠不得,食少,心膈痛,口干,其嗽五更颇甚。白术三钱,枳壳(炒)、陈皮各二钱,芍药二钱半,片芩一钱半,苏梗叶、麻黄、桔梗各一钱,木通五分,甘草(炙)些少,五味十一枚,入竹沥。(参见《名医类案》卷三、《医学纲目》卷二十七)

----

[1] 发　原作“此”,据《医学纲目》卷二十六改。
[2] 寒热作　“热”“作”二字原倒,据《医学纲目》卷二十六乙正。

舍人〔1〕，夜嗽多，脉大而浮。与三拗汤加知母、黄芩、生姜，煎。（参见《医学纲目》卷二十六）

七九婶，嗽，有痰。桔梗二钱，半夏一钱半，苍术一钱，陈皮、茯苓各五分，甘草二钱，姜三片〔2〕。（参见《医学纲目》卷二十六）

二十三婶，感嗽冷，胁痛多痰〔3〕。陈皮、半夏、枳壳（炒）各三钱，黄芩、桔梗、苍术各一钱半，麻黄、木通各一钱，甘草些少，姜二片。（参见《医学纲目》卷二十六）

施孺人，伤风未解，两足下肿冷，嗽多，不吐痰，头眩，盖其性急，又临月。麻黄三钱，紫苏梗三钱，桔梗二钱，陈皮、白术各一钱，黄芩、木通、炒枳、苍术各五分，甘草（炙）二钱。（参见《医学纲目》卷三十三、《伤寒证治准绳》卷七）

吕十四孺人，怒气后寒热咳嗽，食少肚泄。白术一钱半，黄连、陈皮、茯苓各一钱，人参半钱，缩砂三钱，甘草二钱，姜三片，调润肺散治嗽。（参见《续名医类案》卷六、《医学纲目》卷六）

男子，五十二岁，旧年因暑月入冷泉作劳患疟，后得嗽疾，发热，痰如稠黄胶。与下项丸药，仍灸大椎、风门、肺俞穴五处。半夏一两，白术七钱，茯苓、片芩、陈皮、桔梗、枳壳（炒）、石膏（煅红）各半两，僵蚕（炒）二钱，五味一钱半，右神曲丸，姜汤下。先与三拗汤

---

〔1〕　舍人　对权贵子弟之称。
〔2〕　三片　"三"字原缺，据《医学纲目》卷二十六补。
〔3〕　"感嗽冷"句　《医学纲目》卷二十六作"感冷，嗽上有痰"六字。

加〔1〕黄芩、白术二帖,每夜与小胃丹十丸,少〔2〕搅其痰。(参见《医学纲目》卷二十六、《类方证治准绳》卷二)

有患体弱得凉,患嗽有沫,夜间作。此外凉遏内热脾湿而成。半夏七钱,陈皮、茯苓、枳壳、芍药半两,僵蚕(炒)、防风各三钱,生姜片、诃子肉、五味、麻黄(去根)各二钱,右细末,神曲糊为丸,白术汤下六七十丸,一日四五次,无时。

妇人,患嗽头痛,身膈痛。陈皮二钱,人参、川芎、麻黄、枳壳各一钱,黄芩一钱半,干姜、甘草、桔梗各五分,右分二帖。(参见《医学纲目》卷二十六)

妇人,患身痛而嗽,食少。黄芩、白术、芍药各三钱,川芎二钱,木通五分,紫苏一钱半,甘草三分,右分四帖,热服。(参见《医学纲目》卷二十六)

一男子,年五十余,患咳嗽,恶风寒,胸膈痞满,口燥干,心微痛。两手脉浮紧而数,左大于右,盖表盛里虚。问其人平日嗜酒肉,素有食积,又因行房,又往来涉寒水,且冒雨又忍饥,归后,继以饱食酒肉而病。先用人参,每服四钱,麻黄连根节一钱半,与二帖,咳嗽止,恶风寒除。于是改用厚朴、枳实、陈皮、青皮、瓜蒌、半夏为丸,与二十余帖,用人参汤送下,痞满亦除。(参见《名医类案》卷三、《古今医案按》卷五、《医学纲目》卷二十六)

---

〔1〕 加　原缺,据《医学纲目》卷二十六、《类方证治准绳》卷二补。
〔2〕 少　稍稍。

伯温，年近四十余岁，滋味厚，素患嗽疾。可〔1〕与通神丸、神脾丸〔2〕和匀，食前以姜汤下五六十丸，后以津咽小胃丹十粒，日服六服。（参见《医学纲目》卷二十六）

里城人，多嗽倦怠，脉不数，两手洪大而长，劳证无热。白术、炒芩、黄耆各一钱，陈皮、苍术、茯苓、甘草（炙）各五钱，炒曲七分，川芎〔3〕、五味七枚，右姜二片同煎。（参见《医学纲目》卷二十六）

咳 血 八

台州林德芳，年三十余岁，得嗽而咯血，发热，肌体渐瘦。众医以补药调治数年，其病愈甚。予诊其脉，六脉皆涩。予曰：此因好色而多怒，精血耗少，又因补塞太过，荣卫不行，瘀血内积，肺气壅遏，不能以降内〔4〕。肺壅，非吐不可，精血耗少，非补不可，唯倒仓法〔5〕二者俱备，但使吐多于补〔6〕耳。兼灸肺俞，五次而愈。（参见《名医类案》卷八、《古今医案按》卷四、《医学纲目》卷十七、《杂病证治准绳》卷三）

郑仲本，年二十余，三年因心痛服丹、附等药，上气，病膈与胁迫胀，触不快便〔7〕，时嗽咯出血，气形渐瘦，大便燥而难，脉弦数，

---

〔1〕 可　《医学纲目》卷二十六无此字。
〔2〕 神脾丸　《医学纲目》卷二十六作"神术丸"。
〔3〕 川芎　《医学纲目》卷二十六用三分。
〔4〕 不能以降内　《名医类案》卷八、《古今医案按》卷四、《医学纲目》卷十七并作"不能下降"四字。
〔5〕 倒仓法　吐法，摧吐法。
〔6〕 补　《名医类案》卷八、《古今医案按》卷四、《医学纲目》卷十七并作"泻"。
〔7〕 "上气"句　《续名医类案》卷十二作"得上气，两胁急迫，胸膈不快"一十一字。

夜间略发热,食稍减。已与灯笼草、和节麻黄细末,以白术、桔梗、木通、甘草汤调下十余服,病减半。令与通圣散去石膏为丸,龙荟丸同[1]以桃仁汤下之。(参见《续名医类案》卷十二、《医学纲目》卷十七)

妇人,年五十六岁,盛夏吐红痰,有一两声嗽。白术一钱半,人参、陈皮、茯苓各一钱,防风、桔梗各五分,干姜、生甘草各二钱,右煎三之一,入藕汁二文蛤壳再沸,带热三宜丸[2]同服。(参见《续名医类案》卷十二、《医学纲目》卷十七)

仲本[3],年二十七,因吃热补药,又妄自学吐纳,以致气乱血热,咳有痰,消瘦,遂与行倒仓之法。(参见《续名医类案》卷十四、《医学纲目》卷十六、《杂病证治准绳》卷四)

王会之,膈间一点气便痛,似有一条垂应在腰与小腹,亦痛,大率偏在左边。肝部有恶血行未尽也。黄连半两,滑石、枳壳、桃仁各一两,柴胡三钱,生甘草二钱,黄丹(炒)三钱,红花一钱,右细末,每一钱半,以萝卜自然汁煎汤饮下。(参见《续名医类案》卷十四、《医学纲目》卷十六、《杂病证治准绳》卷四)

---

[1] 龙荟丸同 《续名医类案》卷十二、《医学纲目》卷十七并无此四字。

[2] 三宜丸 《续名医类案》卷十二、《医学纲目》卷十七并作"三黄丸"。

[3] 仲本 此案与下"王会之"案并见《续名医类案》《医学纲目》《杂病证治准绳》,惟三书两案均作一案,兹录《医学纲目》卷十六所载于下,以备参稽:"仲本,年二十七,因吃热补药,又妄自学吐纳,以致气乱血热,嗽血消瘦,遂与行倒仓法。今嗽血消瘦已除,因吃炒豆米,膈间有一点气梗痛,似有一条丝垂映在腰与小腹,亦痛,大率偏在左边。此肝部有恶血行未尽也。滑石一两,黄丹三钱,炒,枳壳一两,炒,黄连五钱,生甘草二钱,红花一钱,柴胡五钱,桃仁二两,右为细末,每服一钱半,以萝卜自然汁煎沸服之。"

王二十四丈[1]，发热胁痛，嗽有红痰，口渴，大便秘，倦怠。脉稍数而虚。询之，发热后曾饮水一碗。病因饮食不节成积痰发又饮[2]冷水，伤胃气成虚，伤肺[3]成痰。白术一钱半，人参、陈皮各一钱，川芎二钱，茯苓、桔梗、甘草（炙）各五分，芍药五分，右作一帖，煎八分，入竹沥二分共一盏，再沸，热下龙荟丸二十丸[4]，治嗽玉参散三五帖[5]。（参见《续名医类案》卷十一、《医学纲目》卷十七）

一男子，三十三岁，因劳倦连夜不得睡，得痰疾如黄白脓，嗽不出。时初春大寒，与小青龙汤四帖，遂咽喉中有血丝腥气逆上，两日后觉血腥多，有血一线自口左边出一茶匙，顷遂止，如此每昼夜十余次。诊其脉，弦大为甚[6]，人倦而苦于嗽。予谓劳感寒邪，以甘辛燥热之剂以动其血，不急治，恐成肺痿。遂与人参、黄耆、当归身、白术、芍药、陈皮、炙甘草、生甘草、不去节麻黄，煎熟，入藕汁与之，两日而病减嗽止。却于前方中去麻黄，又与四日而血证除。脉之散大皆[7]未收敛，人亦倦甚食少，遂于前药除藕汁，加黄芩、缩砂、半夏，至半月而安。（参见《丹溪治法心要》卷一、《名医类案》卷三、《古今医案按》卷五、《医学纲目》卷十七）

喘　逆　九

七三娘，喘，遇冬则发。此寒包热也，解表则热自除。枳壳

---

[1] 丈　对长辈男子的美称。
[2] 饮　原缺，据《续名医类案》卷十一、《医学纲目》卷十七补。
[3] 肺　原作"脉"，据《续名医类案》卷十一、《医学纲目》卷十七改。
[4] 丸　原缺，据《续名医类案》卷十一、《医学纲目》卷十七补。
[5] 治嗽玉参散三五帖　《续名医类案》卷十一、《医学纲目》卷十七并作"如嗽，三十丸"五字。
[6] 弦大为甚　《丹溪治法心要》卷一、《名医类案》卷三、《古今医案按》卷五并作"弦大散弱，左大为甚"八字。
[7] 皆　《丹溪治法心要》卷一作"尚"。

（炒）三钱，麻黄、防风、黄芩、桔梗各三钱，陈皮一钱，紫苏五叶，木通一钱半，右分四帖，煎小半盏，热饮。（参见《续名医类案》卷十四、《医学纲目》卷二十七）

开二教，体虚感寒，发嗽[1]，气喘难卧。半夏、炒枳壳[2]各一钱，麻黄、防风各半钱，桂枝三分，苍术、片芩、白术各半钱，杏仁五枚，甘草（炙）七分，姜三片，木通[3]。（参见《名医类案》卷三、《医学纲目》卷二十七）

小儿，十四岁，哮喘十日则发一遍。此痰在上焦，不得汗泄，正当九月中，宜温散，仍以小胃丹佐之。温中散加麻黄、黄芩二钱，右每服共一钱半，入姜汁，研细末，以水盏半再滚，和渣饮之，每服临睡时与小胃丹十二粒，津下之。（参见《续名医类案》卷三十、《医学纲目》卷二十七）

女子，十二岁，自小得喘疾。白术、陈皮、青皮各半两，麻黄、木通、大腹皮、片芩各三钱，苍术、桔梗各二钱，甘草五分，干生姜一钱。（参见《续名医类案》卷三十、《医学纲目》卷二十七）

丈夫，因喘不可卧，肺脉沉而涩。此外有风凉湿气遏内，热不得舒。黄芩、陈皮、木通各一钱半，麻黄、苏叶、桂枝各一钱，黄连、甘草些少，干生姜五分。（参见《名医类案》卷三、《古今医案按》卷五、《医学纲目》卷二十七）

---

[1]　嗽　《医学纲目》卷二十七作"热"。
[2]　枳壳　"壳"字原缺，据《名医类案》卷三、《医学纲目》卷二十七补。
[3]　木通　《医学纲目》卷二十七用三分。

妇人，年六十，自来无汗多痰，今得喘病，眠不得着。与青州白丸，先与饮之，半夏半两，枳壳（炒）四钱，桔梗、陈皮、木通、黄芩各二钱，麻黄钱半，紫苏二钱，防风一钱，甘草（炙）五分，右分五帖，姜三片，水二盏煎小盏，入竹沥两蚶壳，热服。（参见《医学纲目》卷二十七）

妇人，与前方[1]，发热得汗而喘定。夜半进少稀粥，喘再作，心痛口干，又与下方，半夏、炒枳实[2]二钱，黄连、白术各二钱，木通、陈皮各一钱半，麻黄、紫苏各一钱，甘草五分。（参见《医学纲目》卷二十七）

肿　胀　十

一男子，患病[3]以久而腹胀，脉不数而微弦，重取则来不滑，轻取皆无力。与四物汤去熟地黄，加厚朴、白术[4]，入姜汁服之，数服而小便利一二行，腹胀减。随又小便短少，予作气血两虚，于前药中入人参、牛膝、当归，大料剂，服四十余帖而愈。利小便为先。（参见《丹溪治法心要》卷一、《名医类案》卷四、《续名医类案》卷七、《医学纲目》卷二十四）

金台一安人，七十一岁，好湿面，至此时得带下病，亦恶寒淋

---

[1]　前方　按《医学纲目》卷二十七，当指四磨汤，治七情郁结，上气喘急。
[2]　枳实　"实"字原缺，据《医学纲目》卷二十七补。
[3]　病　《丹溪治法心要》卷一、《名医类案》卷四、《续名医类案》卷七、《医学纲目》卷二十四并作"疟"。
[4]　"与四物汤去熟地黄"句　《丹溪治法心要》卷一作"遂与三和汤索氏者，三倍加白术"，《名医类案》卷四、《续名医类案》卷七、《医学纲目》卷二十四同。按三和汤索氏者，即索氏三和汤，亦即索矩三和汤，出《卫生宝鉴·补遗》。

沥。工与荷花须、柴胡等药,发热,所不愈〔1〕。又与缩砂、豆蔻药,以其食少也,腹渐胀满,气喘满。又与葶苈药,不应。又与禹余粮丸,愈甚。又与崇土散〔2〕。予脉之,两手洪涩,轻则弦长而滑实,至是喘甚不得卧。此本是湿面酿停湿,在足太阴、阳明二经,水谷之气为湿所抑,不得上升,遂成带下淋沥。理用升举之剂,以补气和血治之,而工反与湿药,宜其转增身病。遂与人参生肺之阴以拒火毒,台术以补胃气,除湿热,行水道,桃仁去污生新,郁李仁行积水,以〔3〕通草佐之,犀角解食毒,消肿闷,槟榔治聚之气,作浓汤,下保和丸药。又疑素豢养,有内积,加阿魏小丸同咽之,四五日后气渐消,肿渐下。又加补肾丸以生肾水之真阴,只两三日后,渐有向安之势而得睡,食有味矣。又两日后加与点丸,以驱逐肺家积热。(参见《名医类案》卷十一、《医学纲目》卷二十四)

杨理五孺人,疟,产后腹满,略渴不饮,肺却虚。白术(炒)二钱、陈皮五钱,芍药(炒极热)二钱半,厚朴、木通、川芎各二钱,甘草些少,右每加海金沙一钱,分四帖煎,下保和丸二十五粒。(参见《医学纲目》卷二十四)

白举小儿,五岁,身面腹俱胀。栀子(炒)一钱,桑皮(炒)一钱,黄芩二钱半,白术、苏梗各钱半,右分三帖,水一盏煎。(参见《医学纲目》卷三十八、《幼科证治准绳》卷七)

朱秀才,因久坐受湿,能饮酒,下血。苦涩药兜〔4〕之,成肿疾

---

〔1〕 所不愈 《名医类案》卷十一作"所下愈甚"四字,《医学纲目》卷二十四作"所下愈多"四字。
〔2〕 崇土散 《医学纲目》卷二十四此下有"亦不应"三字。
〔3〕 以 原作"血",据《医学纲目》卷二十四改。
〔4〕 兜 包裹,此为敛涩。

而肚足皆肿[1]，口渴中满，无力少汗。脉涩而短，此血为湿气所伤，法当行湿顺气，清热进食化积。滑石六钱，白术五钱，木通三钱，朴、干葛、苍术各一钱，甘草梢（炙）五分，右分四帖，苏叶七片，姜一片，煎至三之一，热下保和丸，与点丸十五丸，温中丸[2]五十丸。（参见《续名医类案》卷四、《医学纲目》卷二十四）

吴孺人，胃中有积，发为肿，成疮疥，身倦食少，恶寒发热。脉虚而沉。白术一两六钱，滑石二两，木通、川芎、生地黄各半两，黄芩、伏皮[3]、连翘各四钱，紫苏五钱，甘草二钱半，右煎，下保和丸三十五丸。（参见《医学纲目》卷二十四）

王三九孺人，浮肿，鬲腹滑泄[4]，口苦而渴，小便赤少。脉虚而豁大稍迟，此有湿病，为人性急。滑石一两，陈皮四钱，苏梗、白术、川芎、木通、厚朴各一钱，伏皮[5]一钱半，甘草梢五分，右分六帖，用顺流水煎，下保和丸二十五丸，泻青丸十丸，廿日愈。（参见《医学纲目》卷二十四）

妇人，产后浮肿，小便少，口渴，恶寒无力。脉皆沉，此体虚而有湿热之积，必上焦满闷，宜补中通水行气可也。白术二两半，陈皮一两，川芎半两，茯苓三钱，木通六钱，右煎，下与点丸二十五丸。（参见《医学纲目》卷二十四、《女科证治准绳》卷五）

张郎，二十岁，旧秋得肿疾，午前上甚，午后下甚，口渴乏力，脉

---

[1] 肿　原作"遍"，据《医学纲目》卷二十四改。
[2] 丸　原缺，据《续名医类案》卷四、《医学纲目》卷二十四补。
[3] 伏皮　《医学纲目》卷二十四作"茯苓皮"三字。
[4] 鬲腹滑泄　《医学纲目》卷二十四作"膈满，腹滑泄"五字。鬲，同"膈"。
[5] 伏皮　《医学纲目》卷二十四作"茯苓皮"三字。

涩弱,食亦少。此气素清[1],汗不能自出[2],郁而为痰。与灸三里、肺俞、大椎、合谷、水分,又与此方:白术一钱半,陈皮五分,黄芩、紫苏、木通、海金沙、伏皮[3]各一钱半,干葛(炒)、厚朴、茯苓皮各三钱,甘草二分,右作一帖,十帖愈。(参见《续名医类案》卷十三、《医学纲目》卷二十四)

朱恕八哥,肚肿,因湿病起,至五月,因病酒左胁有块,两足时亦肿。白术一钱,三棱(醋炒)、木通、陈皮、炒朴、海金沙各半钱,伏皮、桂枝各三钱,甘草五分,右煎汤,下保和丸二十丸,温中丸、抑青丸十丸。(参见《续名医类案》卷四、《医学纲目》卷二十四)

有弟[4]小娘,食积挟湿,手足生疮,腹满面浮,口渴食少,膈满,小便少,大便实。白术一两,陈皮五钱,黄芩、葛、朴、川芎各三钱,伏皮二钱,木通五分,甘草(灸)三分,姜三片。(参见《医学纲目》卷二十四)

南二孺人,面浮肚胀。白术、滑石(炒)各五分,川芎、苍术、朴半钱,陈皮一钱,炒葛、芩各半钱,伏皮三钱,甘草(灸)三分。(参见《医学纲目》卷二十四)

杨主首,年三十三,因疟和安之后,食豆腐斋饭,成胀在膈上,小便亦少[5],不思食,口渴。脉弦而涩,此胃中有瘀血。白术钱半,陈皮、木通、枳实、川芎、芍药各半钱,朴三分,苏梗、灸甘草各二钱,右研桃仁九枚,煎,下保和丸五十丸。(参见《医学纲目》卷二十四)

---

〔1〕 清 《续名医类案》卷十三、《医学纲目》卷二十四并作“怯”。
〔2〕 出 原作“汗”,据《医学纲目》卷二十四改。
〔3〕 伏皮 《医学纲目》卷二十四作“大腹皮”三字。
〔4〕 弟 《医学纲目》卷二十四作“第二”二字。
〔5〕 亦少 《医学纲目》卷二十四作“赤少”。

卢节妇，二十余，半月之前夜发热，面先肿，次及身肿足肿，肚亦略肿，口渴思冷水，食略减。白术、苍术各一钱半，木通一钱，山栀四枚，川芎一钱，麻黄六钱，干葛二分，甘草梢些少，大腹皮五分。（参见《续名医类案》卷十三、《医学纲目》卷二十四）

寄子，年五岁，痘后腹急。白术一钱，陈皮、木通各五分，犀角屑、川芎、白芷、苏梗、甘草（炙）各三钱。（又见"小儿疹痘三十六"，参见《医学纲目》卷二十八、《幼科证治准绳》卷六）

冯官人，因有湿积，时令温热[1]，右腿少阳分发疽疮如掌大，痒甚，两手脉俱洪缓略数，面目手足皆虚肿，膈中午前痞闷，午后肿到足则膈宽。白术、连翘各一钱，黄芩、枳壳（炒）、苍术、陈皮、木通各五分，甘草梢三分，右研，入姜汁煎服。（参见《续名医类案》卷四、《医学纲目》卷二十四）

女子，年三十余岁，肿满有热，服药得安。但两足节不退，肚内自觉尚有热，脉却平矣，饮食如昨。白术一两，郁李仁两半，苏梗、木通、条芩、槟榔、枳壳（炒）各半两，青皮一两，甘草梢一钱，右分十帖，细研郁李仁，以顺流水三盏汤[2]起煎一盏，食前热饮。（参见《医学纲目》卷二十四）

丈夫，脾有热，肾有虚，胃有积，得肿疾，或进或退，口干或气喘。医连日，不退[3]。脉软而细，以其形肥，不以为忌。白术四钱，芍药、地黄各三钱，连翘、当归各二钱，青皮一钱半，人参、木通、

---

〔1〕　温热　《续名医类案》卷四、《医学纲目》卷二十四并作"湿热"。
〔2〕　汤　《医学纲目》卷二十四作"荡"。
〔3〕　不退　"不"字原缺，据《医学纲目》卷二十四补。

羌活、黄芩一钱半,甘草、红花各一钱,右分五帖,下〔1〕保和丸。
(参见《医学纲目》卷二十四)

丈夫,气上,肚或膨胀。此下虚所致。陈皮、连翘、人参、木通、
归须、白芍、地黄、川芎各二钱,甘草五分,右分五帖,下保和丸。
(参见《医学纲目》卷二十四)

潘达可女,年十九,禀受颇厚,患腹胀满,自用下药,利十数行,
时肿无增减,来求治。诊其脉皆大,略按即散而无力,全无数意。
予曰:此有表证,反攻里,当死。赖禀受厚,时又在室,尚可挽回,
寿损矣。急于四物汤加人参、白术和白陈皮、炙甘草,煎服,至半月
后不退。又自用萝卜种根煎汤,澡浴两度,时肿稍增。予曰:表病
攻里,已自难救,今又虚其表,事急矣。于前药去地黄、芍药,加黄
耆,倍白术,大剂浓煎汤饮,又吞人参白术丸,十日后如初病时。又
因吃难化物自利,遂以参、术〔2〕,加陈皮为佐,吞肉豆蔻、诃子为
臣〔3〕,山楂为使,粥和丸,吞之,又四五十帖,安。(参见《名医类
案》卷四、《古今医案按》卷五、《医学纲目》卷二十四)

孺人,五十余岁,素多怒,因食烧肉,次早面浮,绝不思食,倦
怠。脉浮沉涩〔4〕,独左豁大。予作体虚有痰,气为痰所膈〔5〕,不
得降,当补虚利痰药为主。每日早以二陈汤加参、术,大剂与一帖,

---

〔1〕 下 《医学纲目》卷二十四作“煎下”二字。
〔2〕 术 《名医类案》卷四、《古今医案按》卷五、《医学纲目》卷二十四此下
    并有“为君”二字。
〔3〕 臣 原作“君”,据《名医类案》卷四、《古今医案按》卷五改。
〔4〕 脉浮沉涩 《名医类案》卷三作“脉沉涩”三字,《医学纲目》卷二十四作
    “六脉沉涩”。
〔5〕 膈 《名医类案》卷三、《医学纲目》卷二十四并作“隔”。

后探令吐出药。辰时后与索矩三和汤，三倍[1]加白术，至睡后，以神祐丸七丸，以挠其痰，如此一月而安。（参见《丹溪治法心要》卷二、《名医类案》卷三、《医学纲目》卷二十四）

冯令八官，素饮食不知饱，但食肉必泄[2]。一日，忽遍身发肿，头面加胀，目亦不可开，膈满而筑[3]，两足麻至膝而止，不可见风，阴器挺长。其左脉沉，重取不应，右三部短小，却和滑。遂令单煮白术汤，空心饮一盏，探吐出之。食后，白术二钱，麻黄半钱，川防风三分，作汤，下保和丸五十粒，如此者两日，吐中得汗，上截居多，遂肿宽眼开，气顺而食进。却于前方中去麻黄、防风，加术三钱重，木通草[4]各半钱，下保和丸五十丸，五日安。（参见《续名医类案》卷十三、《医学纲目》卷二十四）

呃 逆[5] 十 一

洪孺人，年二十六岁，夏月因事为长上所阻，怒气抑郁不舒，须臾[6]热浴，汤热不可近，怒气复增，闷绝昏倒，乃以衣遮掩就房，须臾吃逆大作，每一声必浑身为之跳跃，仍复昏闷神昏，凡三五息一作，脉不可诊。予曰：此膈有痰逆，为怒气所郁，痰热相持，气不降而逆，非吐则不可。是时[7]夜半，又事出仓卒，适有人参芦二

---

〔1〕倍　原缺，据《丹溪治法心要》卷二、《名医类案》卷三补。

〔2〕食肉必泄　原作"食怒浅一日"五字，据《续名医类案》卷十三、《医学纲目》卷二十四删正。

〔3〕筑　气上冲如捣动的样子。筑，捣。

〔4〕木通草　《续名医类案》卷十三、《医学纲目》卷二十四并作"木通、通草"四字。

〔5〕呃逆　原作吃逆。

〔6〕臾　原缺，据《医学纲目》卷二十二补。

〔7〕时　原缺，据《医学纲目》卷二十二补。

两重在彼，浓煎汤饮之，大吐稠痰二升许，通身得汗，困睡夜半而安。（参见《格致余论·呃逆论》、《名医类案》卷四、《古今医案按》卷三、《医学纲目》卷二十二）

泄泻十二 霍乱附

一富家子，十四岁，面黄，善啖易饥，非肉不食，泄泻一月，来求治。脉之，两手皆大。怪其不甚疲倦，以为湿热，当疲[1]困而食少，今反形健[2]而食多，且不渴，予意此必瘕虫作祟[3]也，取大便视之，果瘕虫所为。适往他处，有小儿医在侧，教其用去虫药治之，禁其弗用去积药，约回途当为一看诊，其利止矣。至次年春夏之交，其积泻复作，不痛而口渴。余曰：此去年治虫而不治瘕故也。遂与瘕热之药，浓煎白术汤下之，三日而泻止。半月后偶过其家，见其人甚瘦，予教其以用白术为君，芍药为臣，川芎、陈皮、黄连，少入芦荟为丸，煎白术下之，半月而止。禁其勿食肉与甜物[4]，三年当自愈。（参见《丹溪治法心要》卷八、《名医类案》卷四、《古今医案按》卷二、《续名医类案》卷三十、《古今医统大全》卷三十五、《医学纲目》卷三十八、《幼科证治准绳》卷八）

贾宅妇人，方十八岁，腹泄，面黄乏力。脉浮大而数，此有热积。滑石一两（炒）、白术一两、茯苓、神曲（炒）、陈皮各五钱，黄连、黄芩、干生姜各一钱，右粥为丸，山楂子汤下五十丸，食前。（参见《医学纲目》卷二十三）

---

〔1〕疲　原作"脾"，据《丹溪治法心要》卷八改。
〔2〕健　《丹溪治法心要》卷八作"瘦"。
〔3〕作祟　犹言"作祟"。又，《丹溪治法心要》卷八作"作痢"。
〔4〕甜物　原作"瘕物"，据《丹溪治法心要》卷八、《续名医类案》卷三十、《医学纲目》卷三十八改。

　　王儿,腹泻,此受寒凉为病。白术、苍术各二钱,干姜、茯苓、厚朴各一钱,甘草三分,右细末,每服一钱半,煎,和渣服。(参见《医学纲目》卷二十三)

　　仁七姐之子,吐泻有积。与小胃丹二十粒,作两次吞之。(参见《医学纲目》卷二十三)

　　周岁小儿,吐乳腹泻。白术(炒)二钱,滑石(煅)三钱,干葛一钱,陈皮一钱,甘草(炙)二分,右细末,煎饮之。(参见《医学纲目》卷三十八、《幼科证治准绳》卷七)

　　四八官人,患泄泻,小便赤,少食倦怠。脉弱,此受湿为病,当补脾凉肺。白术、滑石、黄芩、人参、川芎各半两,木通、陈皮各三钱,生姜二钱,甘草(炙)一钱,右分八帖。(参见《医学纲目》卷二十三)

　　妇人,肚泄,左手脉弱。此自来欠血,面带黄多年,当作虚而湿治之。滑石六钱,白术半两,陈皮、当归各一钱,朴、木通、川芎各钱〔1〕,甘草(炙)五分,右分六帖,姜三片。(参见《医学纲目》卷二十三)

　　丈夫酒多,痛泄久不愈,又自进附、椒等,食不进,泄愈多。滑石、黄芩半两,黄连、椿皮、连翘、生干姜各三钱,陈皮二钱,右细末,以粥为丸,下百丸。(参见《续名医类案》卷九、《医学纲目》卷二十三)

　　丈夫,肚泻胸痞,不渴。半夏三钱,苍术、白术、青皮、木通、紫苏各一钱,良姜五分,甘草,右分三帖,姜三片,水两盏〔2〕。(参见

---

〔1〕　川芎钱　《医学纲目》卷二十三作"芍药各一钱"五字。
〔2〕　水两盏　《医学纲目》卷二十三此下有"煎服"二字。

《医学纲目》卷二十三）

丈夫，病热，退未尽，食太早，口渴倦甚，肚泻心烦，脚冷。人参、滑石各三钱，柴胡、白术、陈皮各二钱，木通一钱半，甘草五分，右分四帖，煎七分，下保和丸十五丸。（参见《医学纲目》卷二十二）

朱仲符，年近七十，右手风挛多年，七月内患泄泻，百药不愈。诊其左手[1]，浮滑而洪数。予曰：此本阴分[2]有积痰，肺气所郁，不能下降，大肠虚而作泄，当治下焦[3]。遂用萝卜子加浆水、蜜探之而吐，得痰一块碗大，色如琥珀，稠黏如胶，利遂止，不服他药。（参见《名医类案》卷四、《古今医案按》卷二、《古今医统大全》卷三十五、《医学纲目》卷二十三）

怡六官，霍乱，泄多吐少[4]，口渴，脚转筋。滑石五分，白术、苍术、厚朴、干葛、陈皮各一钱半，木通一钱，甘草些少，右姜三片煎，下保和丸四十丸。（参见《医学纲目》卷十四）

丈夫，因辛苦发热，腰脚痛，吐泻交作。白术、滑石、陈皮各二钱，木通、柴胡各一钱半，人参一钱，甘草五分，作一帖服。（参见《丹溪治法心要》卷二、《医学纲目》卷二十二）

---

〔1〕 左手　《名医类案》卷四、《古今医案按》卷二、《医学纲目》卷二十二并作"右手"。

〔2〕 阴分　《医学纲目》卷二十二作"太阴分"三字。

〔3〕 下焦　《名医类案》卷四、《古今医案按》卷二、《医学纲目》卷二十二并作"上焦"，是。

〔4〕 少　原作"中"，据《医学纲目》卷十四改。

心痛十三 心痛一十六条　脾痛附

一妇人，年四十余岁，因二十年忧患后心痛，或[1]可按，或不可按，食甚减，口渴而不能饮水，形瘦骨立，心痛止则头痛，痛无常处，头痛止则心痛作，夜间全不寐，大便七八日一行，坚小而黑，而出亦难。与四物汤加陈皮、生甘草，前后约百余帖，病虽不增，却无退减。予曰：此肺[2]久为火抑郁，气不得行，由是血亦蓄[3]塞，遂成污浊。气壅则头痛，血浊不行则心痛，通一痛[4]也，治肺当自愈。遂效东垣清空膏例，以黄芩细切，酒浸透，炒令赤色，为细末，以热白术汤下，头上稍汗，如此与十帖余，渐渐汗出通身，及膝而止，诸痛皆愈。因其膝下无汗，形瘦病久，小水数，大便涩，两手皆见涩脉，当议补血，以防后患，问其犹思水而不饮，遂于四物汤加陈皮、生甘草、桃仁、酒芩补之，自安。（参见《名医类案》卷六、《医学纲目》卷十六、《杂病证治准绳》卷四）

蒋氏子，年十六，久疟方愈，十日而心脾大痛，两手脉皆伏，痛稍缓时气口紧盛，余皆弦实而细。予曰：此宿食病也。询之，因食冷油煎馇子[5]。遂以小胃丹津咽十余粒，仍断饱食，经三日，凡与小胃丹十二次，痛不作。至晚下忽大痛，连两胁。予曰：此必与谷太早。问之果然，遂断其饮食，亦不与药。盖宿积已因小胃丹而消，其痛，新谷与余积相并而痛，若又攻击，必大伤胃气，所以不与

---

[1]　或　有时。

[2]　肺　原缺，据《名医类案》卷六、《医学纲目》卷十六、《杂病证治准绳》卷四补。

[3]　蓄　原作"搐"，据《名医类案》卷六、《医学纲目》卷十六改。

[4]　痛　《名医类案》卷二、《医学纲目》卷十六并作"病"。

[5]　馇子　一种饼类面食。馇，音 duī。

药。又断食二日，其家人恐，以为不救，时有怨言。予曰：六日不能食，不可与之。强禁不与食，方成待候[1]。待[2]其索食，与较量[3]方可与之。至夜更余，心嘈索食，予先用白术、黄芩、陈皮作丸子，遂以热汤下七八十丸止其嘈。其家欲以粥与之，余晓之曰：适间方饥也，乃余饮未了，因气而动，遂成嘈杂。亲若以为饥而与粥，又似前矣。其家苦欲与，余询病者：膈间若莫[4]尚秘？答曰：我亦[5]饥作，必继之满闷，今虽未甚快，然亦未尝思食。过二时，又索食。余又以前丸子与之，如是一日，又一昼夜，饥不作而其人亦昏困思睡。余教以用稀粥，减平日之半，两日愈。后禁其杂食，调理半月而安。（参见《名医类案》卷六、《医学正传》卷三、《医学纲目》卷十六、《杂病证治准绳》卷四）

监县之阁[6]，年五十余，春末心脾疼，自言腹胀满，手足冷过膝肘，须绵裹火烘，胸襟畏热[7]，却喜[8]掀露，得风凉则快，脉皆沉细，并稍重则绝，轻则似弦而短，口干渴而喜热饮，谷肉全不食。遂以草豆蔻丸加黄连、滑石、炒曲为丸，白术为君，茯苓为佐，陈皮为使，作汤送下一百丸，服至二斤，诸证皆愈。（参见《名医类案》卷六、《古今医案按》卷七、《医学纲目》卷十六、《杂病证治准绳》卷四）

---

〔1〕 待候 《医学纲目》卷十六作"恶候"。
〔2〕 待 原作"时"，据《医学纲目》卷十六改。
〔3〕 较量 斟酌。
〔4〕 若莫 莫非。
〔5〕 亦 《名医类案》卷六、《医学纲目》卷十六作"才"。
〔6〕 阁 音 gé，女子的卧室，此指妻子。
〔7〕 畏热 原作"取热"，据《名医类案》卷六、《古今医案按》卷七、《医学纲目》卷十六改。
〔8〕 喜 原作"再"，据《名医类案》卷六、《古今医案按》卷七、《医学纲目》卷十六改。

感村妇人,五十七岁,气痛不可按,渐渐痛至月[1]。青皮、芍药各三钱,川芎、陈皮各二钱,炒檗、木通各一钱,甘草(炙)些少,右分三帖,热服。(参见《医学纲目》卷十六)

王郎,心痛,膈有块。白术、青皮各二钱,芍药、木通、川芎、苍术各一钱半,甘草些少,右作一帖,煎,下保和丸三十丸。(参见《古今医统大全》卷三十四、《医学纲目》卷二十五)

明五院君[2],出外怒归,膈痞痛,不思食。脉沉弦稍数,此气郁不通也。半夏、青皮、枳壳各二钱,黄芩、芍药各半钱,木通一钱,甘草二分,右姜三片,煎取半盏,下保和丸三十粒。(参见《医学纲目》卷十六)

杨淳三哥,年六十,食积痰作痛在心头,或在腹肋,脉皆弦涩[3],食甚少,大便秘实。此湿积也,宜生血行气,进食磨积补虚。白术、炒曲、半夏各七钱半,郁李仁、当归身尾、芍药、陈皮、山楂各五钱,川芎、人参各二钱,柴胡三钱,红花五分,桃仁三十枚,右细末,粥丸,一日三次,食前白汤下四五十丸。(参见《医学纲目》卷二十二)

四六嫂,因食生菜青梅,发昏冒而[4]不知人,口干肚滑[5],今已能言,但说心下痞痛,无力。半夏一钱半,白术、滑石、片芩、苍

---

〔1〕　月　《医学纲目》卷十六作"足",是。
〔2〕　院君　对富户主妇之称。
〔3〕　脉皆弦涩　原作"脉加弦遗",据《医学纲目》卷二十二改。
〔4〕　而　原作"雨",据文义改。
〔5〕　肚滑　《医学纲目》卷十七作"脉滑"。

术各钱半,陈皮一[1]钱,木香三钱,甘草(炙)些少。(参见《医学纲目》卷十七)

王七之嫂,怒后气痛,脉沉,不思饮食。青皮、半夏二钱,陈皮、黄芩、芍药各半钱,柴胡半钱,木通三分,甘草(炙)二分,右姜三片煎。(参见《医学纲目》卷十六)

胜保,心痛。用小胃丹,津下十五丸。(参见《医学纲目》卷十六)

女子,患气痛要揉者,曾服乌沉汤,有效。又再发,陈皮六钱半,半夏、青皮各半两,芍药三钱,木通、川芎各二钱,桔梗一钱,甘草钱半,右分五帖,姜三片。(参见《医学纲目》卷十六)

妇人,脾疼带胁痛,口微干,问已多年。时尚秋热,二陈汤加干葛、川芎、青皮、木通,下芦荟丸二十丸。(参见《丹溪治法心要》卷四、《续名医类案》卷十八、《医学纲目》卷十四)

妇人,患气痛,喜食热物。二陈汤加木通五分,姜五片,煎,下保和丸。(参见《医学纲目》卷十六)

妇人,患气痛,连两胁胸背皆痛,口干。青皮、半夏五钱,白术、黄芩、川芎三钱,木通、桔梗二钱半,甘草(炙)半钱,右分六帖,姜三片煎,热服。(参见《续名医类案》卷十八、《医学纲目》卷十四)

一男子,三十六岁,得心痛病十八年,因以酒饮牛乳,病发时饮

---

〔1〕 一　原缺,据《医学纲目》卷十七补。

食无碍。得病八年后,虽盛暑及沐浴饮食皆无汗。中间更医不一,悉以丁、附诸丹等药治之,至是黄瘦食减,若不胜衣,痛作时须以一物压之。诊其脉三至,弦弱而涩。未风先寒,大便或秘或泄,苦吞酸。七月内,遂以二陈汤加白术、黄连、黄芩、桃李仁、泽泻,每旦用此药饮而出之,所吐皆酸苦黑水,杂以浸烂木耳片者。凡两月,近二百余帖,涩脉渐退,至数[1]微添。忽一日,诊其脉绝弱[2],微有充满之状,时正立冬后,颇觉暄暖,意其必欲作汗,又意其气血未充,汗难以发,投以人参、黄耆、当归、芍药、陈皮、半夏、甘草,调补两日。此时痛虽缓,每昼夜一二作,至第三日,与麻黄、苍术、当归、川芎、甘草等药,才下咽,目忽下视[3],口噤,面无神色。予呼之不应,见其四肢不收,急以左手抱其头,就于床,以右手大拇指掐其人中,须臾苏,通身汗如雨,自此痛不复作,但困倦食少耳。续有[4]大为吞酸所苦,每昼夜六七作,时有酸块自膈间上筑咽喉,遂悉罢诸药,则[5]以黄连浓煎取冷,伺酸块欲上时,以冷黄连饮适与之,其块则回,如此六七次,半日许其块亦除。于是罢药,淡粥调养之。又过三个月,时已交立春节旬余,中脘处微有胀急,面带青色,气急喘促,时天气尚寒,意谓脾土因久病衰弱,木气行令,此肝凌脾也,急以索矩三和汤与之,至四日安。(参见《脉因证治》卷二、《名医类案》卷六、《古今医案按》卷七、《医学纲目》卷十六、《杂病证治准绳》卷四)

许益之先生,因饮食作痰,成脾疼,后累因触冒风雪,腿骨作痛。众皆以脾疼骨痛为寒,杂进黄芽、岁丹、乌、附等药,治十余年,

---

[1] 数 此下原衍"脉"字,据《名医类案》卷六、《医学纲目》卷十六删。
[2] 绝弱 《医学纲目》卷十六作"纯弦"。
[3] 下视 《医学纲目》卷十六作"上视"。
[4] 有 通"又"。
[5] 则 仅仅。

间以灸火灸数万计，或似有效。及痛病再作，反觉加重。至五十一岁时，又冒雪乘船而病愈加，遂至坐不可起，起亦不能行，两跨骨[1]不能开合。若脾疼作则跨骨痛处稍轻，若饮食美，脾疼不作，则跨骨痛却增。诸老袖手。予谓初因中脘有食积痰，继以冒寒湿，抑遏经络，血气不行，津液不通，痰饮注入骨节，往来如潮，其涌而上则为脾疼，降而下则为跨痛，非涌泄之法不能治之。时七月十四日，遂以甘遂末一钱重，入猪腰子内煨，与食之，连泄七行，至次早两足便能步。至八月初三日，呕吐大作，卧不能起，亦不能食，又加烦躁气弱，不能言语。诸老皆归罪于七月之泻，或以为累年热补之误，皆不敢用药。余尝记《金匮》云：病人无寒热，而短气不足以息者，实也[2]。其病多年郁结，一旦以刀圭之剂泄之，徒引动猖狂之势，未有制御之药，所以如此。仍以吐剂达其上焦，次第治及中下二焦。初五日用瓜蒂吐，不透，初七日用藜芦吐，不透，而呕哕烦躁愈甚。初八日又以苦参吐，不透。初九用附子尖三枚，和浆水一碗与之，始得大吐，其呕哕方止。前后所吐共得膏痰涎沫一大桶。初十日遂以朴硝、滑石、黄芩、石膏、连翘等凉药㕮咀一斤，熬浓汁，放井中令极冷，饮之。十一日至十四日服前药，尽此一斤。十五日腹微满，大小便闭，予欲大承气汤，诸老责云不可。十六日，六脉皆歇于卯酉二时，余时平匀如旧。予曰：卯酉，手足阳明之应，此乃大肠与胃有积滞不散所致，当速泻之。诸老争不已。十八日，遂作紫雪半斤，十九日早雪成，每用一小匙，以新汲水化下。二十日平旦已服紫雪尽五两重，神思稍安，腹满亦减，遂收紫雪不用。二十一日，为小便闭作痛所苦，遂饮以萝卜子汁半茶钟，随得吐，小溲立通。二十二日，小腹满痛，不可扪摸，神思不佳，遂以大黄、牵牛作等分水丸，服至三百丸，至二十三日巳时，下大便如烂鱼肠二

---

〔1〕　跨骨　胯骨。跨，同"胯"。
〔2〕　"病人无寒热"句　语本《金匮要略·胸痹心痛短气病脉证并治》。

碗许,臭秽可畏,是夜神思稍安,诊其脉不歇至矣。二十四日,又大便迸痛,小腹满闷,神思不佳,遂以牵牛大黄丸服四百丸,腹大痛殆不能胜者一时许,腰胯重且坠,两眼火出,不能言,方泻下秽物如柏油条[1]一尺余,肛门如火烧,凉水沃之,片时方定。二十五日[2],至此[3]颗粒并不入,言语并不出声。至二十七日,方啜稀粥四半盏,始有生意,至九月初四日平安。其脉自呕吐至病安日,皆是平常弦大之脉,惟中间数日歇至少异尔。至次年复行倒仓法,方步履如初。(参见《格致余论·倒仓论》《名医类案》卷六、《续名医类案》卷十六、《古今医案按》卷七、《医学纲目》卷三及卷二十二、《杂病证治准绳》卷二及卷四)

痛 风[4] 十 四

一男子,年近三十,滋味素厚,性多焦怒,秋间于髀枢左右发痛一点,延及膝骭[5],昼静夜剧,痛处恶寒,口或渴或不渴,或痞。医用风药及补血药,至次年春,膝渐肿,其脉痛甚,其食渐减,形渐羸瘦,至春末,膝渐肿如枕,不可屈伸。诊其脉大颇实,不甚[6],大率皆数,知其小便必数而短。遂作饮食痰积在太阴、阳明治之,酒炒黄檗一两,生甘草梢三钱,生犀屑三钱,苍术(盐炒)三钱,川芎

---

〔1〕 柏油条　《格致余论·倒仓论》作“柏烛油凝”四字。

〔2〕 二十五日　《医学纲目》卷二十二此下有“神思渐安,夜间得睡。二十六日,渐能出声言语”一十八字,《续名医类案》卷十六略同。

〔3〕 至此　《续名医类案》卷十六、《医学纲目》卷二十二此上并有“自初二日”四字。

〔4〕 痛风　原在此节第十条后,今移此。

〔5〕 骭　原作“胂”,据《名医类案》卷八、《古今医案按》卷八改。骭,音 gàn,胫骨,也指小腿。

〔6〕 不甚　《名医类案》卷八、《续名医类案》卷十九、《医学纲目》卷十二并作“寸涩甚”三字。

二钱，陈皮半两，牛膝半两，木通半两，芍药半两，遇热加条芩二钱，为末，每三钱重，与姜汁同研细适中，以水荡起，煎令沸，带热食前饮之，一日夜四次。与之半月后，数脉渐减，痛渐轻，去犀角，加牛膝、败龟版半两，当归身尾半两，如前服。与半月后，肿渐减，食渐增，不恶寒，唯膝痿软，未能久立久行，去[1]苍术、黄芩，时夏月，加炒檗至一两半，余依本方。内加牛膝，春夏用茎叶，秋冬用根，惟叶汁用效。尤须绝酒湿面胡椒。年纪中年加生地黄半两，冬月加桂枝、茱萸。（参见《丹溪治法心要》卷二、《名医类案》卷八、《续名医类案》卷十九、《古今医案按》卷八、《医学纲目》卷十二、《外科证治准绳》卷四）

何县长，年四十余，形瘦性急，因作劳，背疼臂痛，骨节疼，足心发热。可与四物汤下大补丸，与点丸共六十粒，食前服。（参见《续名医类案》卷十三、《医学纲目》卷十二、《类方证治准绳》卷四）

王秀，湿热大作，脚痛，后手筋拘挛，足乏力。生地黄一钱，当归、川芎、白术各一钱，白芍药钱半，炙甘草三分，木通，右煎汤，下大补丸三十粒。大补丸须炒暖。（参见《续名医类案》卷三、《医学纲目》卷十二）

沱村妇人，五十余，满身骨节痛，半日以后发热，夜间至半夜时却退。白术钱半，苍术、陈皮各一钱，炒檗五分，木通、羌活、通草各三钱。（参见《名医类案》卷二、《医学纲目》卷三十）

小阿婆，午后发热，通身痛，血少，月经黑色，大便秘。芍药五钱，

---

[1]　去　原缺，据《丹溪治法心要》卷二、《续名医类案》卷十九、《医学纲目》卷十二补。

黄芩、木通各二钱。(参见《名医类案》卷二、《医学纲目》卷三十)

赵孺人,年四十,外觉冷,内觉热,身痛头痛,倦怠。脉虚微涩。南星一钱,川芎、芍药、柴胡各半钱,羌活、炒檗各三分,甘草(炙)二分,生姜二片,右煎,食前热服之。(参见《名医类案》卷二、《医学纲目》卷三十)

恂奶,脚腿如锥刺痛,或时肿,手腕亦痛而肿,大便泄滑,里急。此血少,又下焦血分受湿气为病,健步丸主之。生地黄一两半,归尾、芍药、陈皮、苍术各一两,茱萸、条芩、牛膝各半两,腹皮五钱,桂枝二钱,右为丸,每百丸,白术、通草煎汤,食前下之。(参见《名医类案》卷六、《医学纲目》卷二十八)

丁亲家,因寒月涉水,又劳苦于久疟乍安之余,腿脉[1]痛,渐渐浑身痛,胁亦痛,发热,脉却涩,不甚数。云:此必倦怠乏力所致欤。白术、苍术、陈皮各一钱,人参、酒炒檗半钱,黄耆、木通各三钱,炙草二分,右下龙荟丸。(参见《名医类案》卷二、《医学纲目》卷三十)

妇人,患身痛食少。脉涩略沉,重取弦实。此气滞也。白术六钱,青皮、黄芩、芍药、木通、陈皮半两,神曲一两(炒),桂二钱,甘草半钱,苏梗二钱,右分十帖,煎。(参见《医学纲目》卷十二)

丈夫,因入水发热,身痛倦怠。白术五钱,陈皮、干葛、苍术各二钱,人参、川芎各钱半,生耆一钱,甘草些少,右分三帖。(参见《名医类案》卷一)

---

[1] 腿脉　《名医类案》卷二作"腿腰"。

　　王秀,年五十六岁,家贫业农,秋深忽浑身发热,两臂膊及腕两足及胻皆疼痛如锥[1],昼轻夜剧。医与风药则愈痛,与气血药则不效,已近一月,待毙而已。予脉之,两手皆涩而数,右甚于左。问其饮食,则如平时。形瘦而削,盖大痛而瘦,非病羸也。用苍术(泔浸)、酒黄檗各一钱半,生附子一片,生甘草三分,麻黄半钱,研桃仁九枚,作一帖煎,入姜汁些少,令热服。至四帖后,去附子,加牛膝一钱。至八帖,来告急云:气上喘促,不得睡,痛却微减。此时昏黑,不可行,不能前去诊视。予意其血虚,因服麻黄过剂,阳虚怯,发动而上奔,当与补血镇坠带酸味之药收之。遂与四物减芎,倍芍药,加人参二钱,五味十二粒,作剂,与二帖服之,喘促随定,是夜遂安。三日后,脉之数减大半,涩脉如旧。问其痛,则曰不减,然呻吟之声却无。察其起居,则瘦弱无力,病人却自谓不弱,遂于四物汤加牛膝、白术、人参、桃仁、陈皮、甘草、槟榔,入姜三片,煎服,如此药与五十帖而安。一月后因负重担,痛复作,饮食亦少,再与此药,每帖加参、耆三分,与二十帖,方愈。(参见《名医类案》卷三及卷八、《古今医案按》卷八、《医学纲目》卷十二)

项背痛十五

　　一男子,项强不能回顾,动则微痛。诊其脉,弦而实数,右手为甚。余作痰热客太阳经,二陈汤加黄芩、羌活、红花,服后二日愈。(参见《丹溪治法心要》卷四、《名医类案》卷八、《续名医类案》卷十六、《古今医案按》卷八、《古今医统大全》卷五十三、《医学纲目》卷十五、《杂病证治准绳》卷四)

---

[1] 锥 《医学纲目》卷二十作"锻"。

郑仲存,年二十一,背与膈有一点相引痛,吸气皮宽[1]。滑石、枳壳一两,黄连半两,炙甘草三钱,右为细末,每钱半,以萝卜根自然汁研煎,热饮之,一日五六次。(参见《续名医类案》卷十四、《医学纲目》卷十六、《杂病证治准绳》卷四)

有一村人,背伛偻而足挛,已成废人。予诊其脉,两手沉弦而涩[2]。遂以张戴人煨肾散与之,上吐下泻,过月余又与,吐泻交作,如此三四次安。(参见《名医类案》卷八、《古今医案按》卷八、《医学纲目》卷十二、《杂病证治准绳》卷五)

胁痛十六

章宅张郎,气病自右胁,气时作时止,脉沉而弦,小便时有赤色[3],吞酸,喜呕出食。此湿痰在[4]脾肺间,所以肝喜乘之。小柴胡汤去黄芩,加川芎、白术、芍药、滑石、生姜,煎。(参见《续名医类案》卷十八、《医学纲目》卷十四)

一男子,忽患背胛缝一线痛起,上跨肩[5],又至胸前侧胁而止,其痛昼夜不歇,不可忍。诊其脉,弦而数,重手豁大,左大于右。予意其背胛[6]小肠经也,胸胁胆经也,此必思虑伤心,心胆未病

---

[1] 皮宽 《续名医类案》卷十四、《医学纲目》卷十六、《杂病证治准绳》卷四并作"皮觉急"三字。

[2] 涩 原作"清",据《名医类案》卷八、《古今医案按》卷八、《医学纲目》卷十二改。

[3] 小便时有赤色 原作"少饮时亦气"五字,据《续名医类案》卷十八、《医学纲目》卷十四改。

[4] 在 原缺,据《续名医类案》卷十八、《医学纲目》卷十四补。

[5] 肩 原缺,据《丹溪治法心要》卷四、《医学纲目》卷二十七补。

[6] 背胛 原作"脉背",据《名医类案》卷八、《医学纲目》卷二十七改。

而小肠府〔1〕先病，故痛从背胛起。及虑不能决，又归之胆，故痛至胸胁而止。乃小肠火乘胆木，木子来乘母，是为实邪。询之，果因谋事不遂而病。故用人参四分，木通二分，煎为汤，使吞龙会丸，数服而愈。（参见《丹溪治法心要》卷四、《名医类案》卷八、《古今医案按》卷八、《医学纲目》卷二十七、《杂病证治准绳》卷四）

腹 痛 十 七

一妇人，四十五岁，生子多触胎，常时有腹痛，每夜时喜饮酒三杯即睡。其夫性暴而谐谑，所以借酒而解怒。忽于九月望后痛病作，目上视，扬手掷足，甚强健，举体大筋皆动，咽喉响如锯，涎沫流两口角。如此一时辰许，诸证皆静，状如熟寝，全不知人，半时许小腹胀，渐痛解〔2〕，上至心痛大作，汗如雨，自头至乳而止，如此半时许，痛渐减，汗亦收。痛作时却自言其痛，其余言语皆谬误，问亦不答，亦不知人，痛定又熟寐如〔3〕前。痫与痛间作，昼夜不息。经两宿，召予脉之。痛作时脉四至半，似弦非弦，左弱于右。未敢与药，候痫作时再看形脉。痫作时六脉皆隐，但有大筋转于指下，眼白青而面不青，手之动三倍于足。予问：痛作时必欲重按，比〔4〕痫作时汗必不出？其夫曰：果然。予曰：此病也，非死证，若尚能咽药则易治。试以用附子末灌之，适痫稍定，却咽得半盏。令急烧竹沥，未就时痛大作。予以为肝有怒邪，因血少而气独行，所以脾受病〔5〕，则肺之间旧有酒痰为肝气所侮，郁而为痛。然酒性喜动，可以出入升降，入内则痛，出外则痫。乘其入内之时，急为

---

〔1〕　府　同"腑"。

〔2〕　解　《医学纲目》卷十一无此字，是。

〔3〕　如　原缺，据《医学纲目》卷十一补。

〔4〕　比　等到。

〔5〕　病　原缺，据《医学纲目》卷十一补。

点大敦、行间、中脘三处,令分头同时下火灸之。足上艾火少,灸先了,腹上之痛渐下,至腰而止,熟寝少时,痫作似前,证减半。急以竹沥入少姜汁,灌下大半钟,灌时适值痫定,熟寝如前。自是不复省人事一昼二夜,众皆弃之。余晓之曰:身不发热,因痛则汗出,大便不通者五六日,自余之来亦未见小水,非死如寝[1],当是血少无神而昏耳。予为痛捻人中穴,几断而呻吟,急以人参汤同竹沥灌之,又昏睡如前。予教以作人参白术膏,以竹沥调下。如此二昼夜,凡用人参一斤,白术二斤,眼忽能开,手能举,言语胸膈满闷,问仍不答,目开亦未知人。又如前竹沥下人参膏,一昼夜,忽自言胸膈满闷而举身皆痛,耳目仍未为用,忽自溺床甚多。予闻之,甚喜,且得痫与痛皆不作,但教令煎陈皮芍药甘草川芎汤,调参术膏,加竹沥饮之。予往他处,且为脉之,闻其作声。予自知谬拙,不教以粥与药间之,急令作粗粥与之,止咽得三四匙,噤牙不受。予遂以木楔斡开,以稀粥搋碎,入药汤,与竹沥同灌,咽一大钟,盖是粥多而药居三之一。予遂出门,教令粥药相间与之。予在二十里外,未申间天大风,予料此妇痫必作,驱往视之。痫不作而痛作,脉去来无次,急为灸然谷、太冲、巨缺[2],罢而痛定。问其要粥否,曰我正饥,其夫饮之以粥。予往他处,仍教以药汤调参术膏,以竹沥与粥间与如前。至第二夜半时,召余甚急。往视之,痫病大作,夺手不能诊脉,令人挟两肘,余捉其中指,强而脉之,四至半,粗大有力,左右同而右少缓。口妄言无次,又怒骂人,眼上视不瞬,而欲起击,又欲起走,其状若有所凭[3]然。予令捉定两手,为灸两大指背半甲及半肉各三壮,怒状稍杀[4],求免,索粥,耳目仍未有闻见。昏寐至夜半,狂怒大作,且言鬼怪之事,而师巫至,大骂巫者。予静思

---

[1] 非死如寝　《医学纲目》卷十一作"非死症"三字。

[2] 巨缺　《医学纲目》卷十一作"巨阙"。

[3] 凭　鬼神附体。

[4] 杀　减轻。

之，气因血虚，亦从而虚，邪因虚入，理或有之。且与补药，血气若充，邪当自退。仍与前药，又恐痰饮，佐以荆沥，又以秦承祖[1]灸鬼法灸之，哀告我自去。遂昏睡一昼夜，忽自起索粥，其夫与之。方问夫：尔面垢如许，怪床上有香气。而继又无所知识，惟开眼不睡，手足虽能运动，却又有寻摸态。如此又昼夜，但粥食稍加，又溺多如前。予甚喜，仍守前药，又往他处。次日晚，忽来召予，急往视之。病人自言浑身皆痛，脉之皆五至，左右均而和。问参术膏俱尽，遂教令煎药中加参术煎，荆沥加香附末，与一帖，觉甚快。予且令守此药，至次日[2]半夜时来告急，曰前痛又作。往视之，坐桶上，叫声甚高。余因思之，此久虚病而多汗，肠燥而粪难，痛当在小腹与腰。急烘琥珀膏大者贴小腹，仍以热手摩腰肾间，连得下气而痛减就睡[3]，少时又起，如是者五六次。一医者劝令用通利药。予曰：痛与死孰重轻？且坚忍至半夜后，当自通。又往他处，至四更来告急，往视之，痛大作。予令坐温汤中，当自下。换汤痛定，觉甚快，第二桶下结粪二块，熟睡。天明，余又往他处。至晚又告予，视之，痛大作，连及两胁，手不可近。予思之，此痛无因，若结粪未尽，痛当在下多，在上少，必因食多。问之，果然。医者欲感应丸与之，教勿与之粥药。病者力索药，遂以香附末令舐之，至夜半痛渐减，至天明觉饥索粥。予曰：非饥也，乃嘈耳，勿与而自安。其家人自与粥。至辰巳间，予往他处。至晚痛又作，而病者索香末[4]不已。遂以汤调半碗与之，探令吐，犹有宿食，痛遂止。余往他处，至是夜又告痛复作，询之，以醋拌萝卜苗吃粥，又以香附末探之吐，痛定。教令一昼夜勿与饮食，至次日与少淡粥，觉饥时以陈皮汤下

---

〔1〕秦承祖　南北朝时刘宋医家，精于针灸医药，被称为"上手"，撰有《脉经》《偃侧杂针灸经》等，均佚。

〔2〕日　原缺，据《医学纲目》卷十一补。

〔3〕睡　原缺，据《医学纲目》卷十一补。

〔4〕香末　香附末。

白术丸,如此调理,病安。(参见《名医类案》卷八、《续名医类案》卷二十二、《古今医案按》卷六、《医学正传》卷五、《医学纲目》卷十一)

冯宅,产后发热,腹中痛,有块,自汗恶寒。曾服黑神散子。白术、芍药三钱,滑石五钱,黄芩、牡丹皮各二钱半,人参、川芎、归尾、陈皮、三棱各二钱,荆芥、生干姜各一钱,甘草少许,右分五帖。(参见《续名医类案》卷二十五、《医学纲目》卷二十二、《女科证治准绳》卷五)

王孺人,因忧虑堕胎后,二月余血不止,腹痛。此体虚气滞,恶物行不尽。白术三钱,陈皮、芍药各一钱,木通、川芎各半钱,炙甘草二分,右作汤,下五芝丸六十丸,食前。(参见《名医类案》卷十一、《医学纲目》卷三十五、《女科证治准绳》卷五)

孙县君[1],因近丧恶气伤胎,肚痛,手不可近,发热口干,不思饮食。须安胎,散滞气,养血。青皮三钱,黄芩、芍药各二钱,归尾钱半,川芎一钱,木香半钱,炙草些少,右分二帖,水三盏先煎苎根一大片至两盏,去苎根,入药,煎取一盏,热服。(参见《续名医类案》卷二十四、《医学纲目》卷二十二、《女科证治准绳》卷四)

妇人,痢后血少[2]肚痛。白芍二钱,归尾钱半,陈皮一钱,川芎半钱,右煎,调六一散。(参见《丹溪治法心要》卷二、《医学纲目》卷二十二)

妇人,肚坠痛不泄,脉软数。地黄、陈皮、芍药各二钱,黄芩、木通、归尾各一钱,炙草些少,桃仁十四枚。(参见《医学纲目》卷二十二)

---

[1] 县君 对富户主妇之称。
[2] 少 原缺,据《丹溪治法心要》卷二、《医学纲目》卷二十二补。

里成人,二十五岁,肚痛三月余,食少,面微黄。白术、陈皮、青皮各半两,川芎、白芍药、半夏各三钱,苍术、官桂、归身尾、木通各三钱,炙甘草半钱,右分七帖,姜二片煎,下保和丸二十粒。(参见《医学纲目》卷二十二)

吴孺人,年四十岁,得腹隐痛,常用火烧砖块熨之,面与胸襟间却恶火热之气,时时烦,食减,六脉和,微弦,最苦夜间不得睡,世间凶恶忧苦事皆上心,时作悲泣话别,分付[1]后事,如此者一年半。众作心疾治之,遂觉气上冲。病虽久,人却不瘦。余曰:此肝[2]受病。与防风通圣散吐之,时春尚寒,于通圣散中加桂,入姜汁调之,日三次。迨初夏稍热,与当归龙胆丸间枳术丸,一月而安。(参见《名医类案》卷六、《医学纲目》卷二十二)

一男子,二十余岁,患痘疮证后,忽患口噤不开,四肢强直,不能屈,时绕胁腹痛一阵,作冷汗如雨,痛定则汗止,时作时止。其脉极弦紧而急,如真弦状[3]。问知此子极劳苦,意其因劳倦伤血,山居,风寒乘虚而入,后因疮痘,其血愈虚,当用温药养血,辛凉散风。遂以当归身、芍药为君,川芎、青皮、钩藤为臣,白术、甘草、陈皮为佐,桂枝、黄连、木香为使,加以红花煎服,至十二帖而愈。(参见《丹溪治法心要》卷八、《名医类案》卷三、《医学纲目》卷十一、《杂病证治准绳》卷五)

赤岸朱周道,年四十岁,八月望后新雨得凉,半夜后腹痛甚,自汗如雨,两脚踏破壁,痛在小腹,手不可近。六脉沉弦细实,重取则

---

〔1〕 分付　同"吩咐"。
〔2〕 肝　原作"时",据《名医类案》卷六、《医学纲目》卷二十二改。
〔3〕 如真弦状　原作"如甚状"三字,据《名医类案》卷三、《医学纲目》卷十一补正。

如循刀〔1〕责责然。问之,云六月大热时,于深潭浴水,病或起于〔2〕此。与大承气汤,大便微利,痛遂顿止。至次日酉时,其痛复作,痛在小腹,坚硬,手不可近,又〔3〕与大承气汤加桂两服,研桃仁煎,大便下紫黑血升余,而痛遂止。至次日酉时,痛复作如初,脉虽稍减,而责责然者犹在,与大承气汤加些少附子两帖,研桃仁同煎,下大便五行,得紫黑血如破絮者二升许,痛遂顿止,一夜得睡。次日〔4〕酉时痛复如初,询知小腹和软,痛在脐腹间,六脉亦渐和,似若无痛,但呻吟如旧,询知乃食萝卜菜苗油羹两顿所致,与小建中汤,一帖而愈。(参见《脉因证治》卷二、《名医类案》卷六、《古今医案按》卷七、《医学纲目》卷十四)

男子,年十八岁,自小面带微黄。五月间腹大痛,医者与小建中汤加丁香两帖,不效,加以呕吐清汁,又与十八味丁香透膈汤,食不全进,痛无休止,困不能起。如此者五六日,又与阿魏丸百余粒,至夜发热,不得睡,口却不渴。予脉之,左之部沉弦而数,关部尤甚,右之部沉滑而数实,痛处不可按。遂与大柴胡汤四帖加甘草下之,痛呕虽减,食全未进,遂与小柴胡汤去黄芩、人参,加芍药、陈皮、黄连、生甘草,二十帖而愈。(参见《名医类案》卷六、《推求师意》卷下、《医学纲目》卷二十二)

腰痛十八

仁六嫂,有胎五个月,腰痛不可转,无力。此多酒之过也。白

---

〔1〕 循刀　原作"有力",据《名医类案》卷六、《古今医案按》卷七、《医学纲目》卷十四改。

〔2〕 云六月……起于　此一十五字原缺,据《医学纲目》卷十四补。

〔3〕 与大承气汤……又　此三十三字原缺,据《医学纲目》卷十四补。

〔4〕 日　原作"夜",据《医学纲目》卷十四改。

术四钱，陈皮三钱，炒檗、条芩、川芎、生熟地黄、归尾各二钱，炙甘草些少，右分四帖，服而愈。（参见《医学纲目》卷二十八、《女科证治准绳》卷四）

老人，因颠腰痛。苏木、归头身、陈皮各一钱，人参、黄耆、木通、木香各八分，研桃仁九枚，右煎，下接骨散同服。（参见《医学纲目》卷二十八）

新荷姐，头痛口渴，经行后身痛，腰痛甚。生地黄、芍药、白术、陈皮各一钱，归身尾、黄芩各半钱，炒檗三钱，甘草（炙）八分，右作二帖，煎服。（参见《医学纲目》卷三十四、《女科证治准绳》卷一）

义一佺妇，疟疾初安，因冲风又发腰痛白浊。已与〔1〕参、术、槟榔、半夏等补方，又教以煅牡蛎一钱粗末入方煎。（参见《续名医类案》卷七、《医学纲目》卷二十八）

妇人，患腰痛，此血分有热。川芎、木通各一钱，甘草梢半钱，白芍五钱，生地黄四钱，归尾三钱，炒檗钱半，黄芩钱半，白术二钱，右分四帖煎，食前热服。（参见《医学纲目》卷二十八）

徐质夫，年六十余，因坠马腰痛，不能转侧。六脉散大，重取则弦小而长，稍坚。予以为恶血虽有，未可驱逐，且以补接为先。遂令煎苏木汤，入人参、黄耆、川芎、当归、陈皮、甘草煎服，至半月后，散大渐退，饮食亦进，遂于煎药调下自然铜等药，一月而安。（参见《丹溪治法心要》卷三、《名医类案》卷十、《古今医案按》卷七、《医学纲目》卷二十八、《杂病证治准绳》卷四）

―――――――――

〔1〕　与　　原作“去”，据《续名医类案》卷七、《医学纲目》卷二十八改。

腿脚痛十九

陆三郎,左腿叉骨臼痛,小便赤如血。此积忧痰沫所为。白术、枳壳、赤芍各一钱,条芩、连翘、通草各半钱,甘草梢少许。(参见《医学纲目》卷十二、《类方证治准绳》卷四)

戴七叔婆,血少气多,大便后脚痛而麻。当归二钱半,芍药、白术各二钱,陈皮、青皮各一钱,地黄一钱半,川芎半钱,甘草些少,研桃仁十八枚,右分二帖。(参见《医学纲目》卷二十八)

云六安人,脚叉骨痛。苍术、白术、陈皮、芍药各三钱,木通二钱,甘草半钱,右分四帖,煎,下大补丸四十粒。(参见《续名医类案》卷十九、《医学纲目》卷十二、《类方证治准绳》卷四)

妇人,膝痛怕冷,夜甚日轻。生地、白芍、归尾各五钱,炒檗、黄芩、白术、陈皮、苍术各三钱,牛膝二钱,甘草梢一钱,右分六帖,煎,食前热服。(参见《续名医类案》卷十九、《医学纲目》卷十二、《类方证治准绳》卷四)

丈夫,年十七岁,患脚膝痛,稍肿。生地、归头、白芍、苍术、炒檗各三钱,川芎、桂、木通各一钱半,右分四帖,煎取小盏,食前热服。(参见《续名医类案》卷十九、《医学纲目》卷十二、《外科证治准绳》卷四)

疝　痛　廿

郑子敬,因酒后吃冰与水果,肾子偏大,时作蛙声,或作痛。炒枳子一两，炒茴香、盐炒栀子二钱（研），煎，下保和丸。（参见《续名医类案》卷二十、《医学纲目》卷十四、《杂病证治准绳》卷六）

昌四官，膀胱气下坠，如蛙声。臭橘子（炒）十枚，桃仁二十个，萝卜自然汁，研〔1〕。（参见《续名医类案》卷二十、《医学纲目》卷十四、《杂病证治准绳》卷六）

湜兄，年十五〔2〕，左肾核肿痛。此饮食中湿坠下。臭橘（炒）五个，桃仁七个，研细，顺流水一盏煎沸，热下保和丸、与点丸。（参见《续名医类案》卷二十、《医学纲目》卷十四、《杂病证治准绳》卷六）

杨淳三哥，因旧有肾气，上引乳边及胁痛，多痰，有时膈上痞塞，大腑秘结，平时少汗，脉弦甚。先与保和丸、温中丸二十，青丸十〔3〕，研桃仁、郁李仁吞之。（参见《续名医类案》卷十八、《医学纲目》卷十四）

汗　廿　一

周师，脉弦，左大于右，不数，而身得汗，小便赤，口燥。此为虚劳，有少热。白术、陈皮、归尾、青皮各五钱，白芍、人参七钱，黄芩、川芎各三钱，木通二钱，炙草，右分九帖，煎取三之一，稍热饮之，煎渣，下保和丸二十丸。（参见《医学纲目》卷十七）

---

〔1〕　研　《续名医类案》卷二十以下有"下保和丸七十丸"七字。
〔2〕　十五　《续名医类案》卷二十作"三十"。
〔3〕　青丸十　《续名医类案》卷十八、《医学纲目》卷十四并无此三字。

脾 胃 廿 二

陶伯采，年三十，旧服热药，又因性急，形瘦多倦，食少[1]。此时四月节后，与此方，分作四帖，食前热下大补丸二十五丸。白术两半、炒面一两、陈皮七钱、黄芩六钱，人参、知母（炒）、麦门冬、木通各半两，生甘草、炙甘草一各钱。（参见《医学纲目》卷二十一）

仆劳，药后不思食。白术三钱，滑石、茯苓各一钱，下保和丸二十丸。

一女子，在室，因事不如意，郁结在脾。半年不食，每日但食热菱枣数枚，遇喜亦能食馒头弹子大，惟说起粥饭则深恶之。予谓之脾气实，非枳实不能散。遂以温胆汤去竹茹与之，至二百余帖，三月余方愈。（参见《名医类案》卷三、《古今医案按》卷二、《古今医统大全》卷二十七、《医学纲目》卷二十一）

一女子，许昏[2]后，夫往广海经商，二年不归。女子不食，困卧如病[3]，他无所苦，诸药不效。其父求治，往视之，多向里床卧，形瘦。余思之，此思想气结病也，药不得独治，得喜方可解。令父母取其喜，不可得，然令其怒，又不可得。予自往激其怒，于是大怒而哭，待其哭一二时许，令父母解之。进药一帖，即乃求食矣。予再与其父曰：病虽愈，必得喜方已。若再思结，病必后至。其父伪诈伊夫有书来，约日成婚。至一月后，夫果归，病遂全愈。（参见

---

〔1〕 少 原缺，据《医学纲目》卷二十一补。
〔2〕 许昏 许婚。昏，同“婚”。
〔3〕 病 《名医类案》卷二、《医学纲目》卷二十一并作“痴”。

《丹溪心法》附录《丹溪翁传》《名医类案》卷二、《古今医案按》卷五、《古今医统大全》卷二十七、《医学纲目》卷二十一、《杂病证治准绳》卷二）

癖块廿三

一妇人,四十余,面白形瘦性急。因有大不如意,三月半后乳房下贴肋骨作一块,渐渐长,掩心微痛,膈闷,饮食减四之三,每早觉口苦,两手脉微而短涩。予知其月经不来矣,为之甚惧,辞弗与治。思半夜,其人尚能出外见医,梳妆言语如旧,料其尚有胃气,遂以参、术、归、芎,佐以气药,作大服,一昼夜与四次,外以大琥珀膏贴块上,防其块长,经一月余,得补药百余帖,饮食及平时之半。仍用前药,又过一月,脉气渐充,又与前药,吞下润下丸百余帖,月经行,不及两日而止,涩脉减三二分。时天气热,意其经行时必带紫色,仍以补药加醋炒三棱,吞润下丸,以抑青丸十粒佐之,又经一月,忽块以消及大半,月经及其平时准之半日,饮食甘美如常,但食肉则觉不快。予教令止药,待来春木旺又为区处。至次年六月,报一夜块大作,比旧反加大指半,脉略弦,左略怯于右,至数平和无失,食饱后则块微痛闷闷,食行却自平。予意其必有动心事激之,问之,果然。仍依前煎补药加炒芩、炒连,以少木通、生姜佐之,去三棱,煎汤,吞下润下丸,外以琥珀膏贴之半月,值经行而块散。此是肺金为内火所烁〔1〕,木邪胜土,土不能运,清浊相干。旧块轮廓尚在者,因气血之未尽复也,浊气稍留,旧块复起。补其正气,使肺不受邪,木气伏而土气正,浊气行而块散矣。(参见《丹溪治法心要》卷七、《名医类案》卷五、《古今医案按》卷八、《古今医统大全》卷三十四、《医学纲目》卷二十五)

---

〔1〕 烁　通"铄",销损。

　　贾福六舅子，十余岁，左肋下有块，能饮食。青皮（细切醋炒）、三棱、柴胡三钱，桂枝、川芎、防风各三钱，白术三钱半，木通一钱半，海藻一钱，甘草半钱，右分七帖，煎取半盏，下保和丸十五粒。忌一切肝。（参见《续名医类案》卷三十、《医学纲目》卷二十五）

　　敢村妇人，腹下有块。白术汤下保和丸三十五粒。（参见《古今医统大全》卷三十四、《医学纲目》卷二十五）

　　下邳钱郎，正月发沙，因此脐边有块，或举发起则痛，伏则不痛，有时自隐痛。用灸脐中，下保和丸三十五粒。白术一钱，柴胡、半夏、木通、川芎、芍药、滑石各钱半，炙甘草三分，右作一帖，姜五片，煎〔1〕。（参见《名医类案》卷五、《医学纲目》卷二十五）

　　寿四郎，右胁痛，小便赤少，脉弦不数。此内有陈久积痰饮，因外为风寒所遏，不得宣散，所以作痛。与龙荟丸三十五粒，保和丸三十粒，细嚼姜片，以热汤下之。服后胁痛已安〔2〕，小便尚赤少，再与白术三钱，芍药、陈皮各二钱，木通钱半，条芩一钱，甘草梢半钱，右姜三片煎药，热饮之。（参见《续名医类案》卷十八、《医学纲目》卷十四）

　　长垣朱郎，因酒多成湿病，胁痛有块，腹滑泄，小便黄。滑石一两。白术六钱，三棱六钱，陈皮五钱，黄连、猪苓各一钱，黄芩、木通各二钱，防风钱半，生干姜一钱，炙甘草半钱，右分七帖，下保和丸三十粒。（参见《医学纲目》卷二十五）

---

〔1〕　下保和丸……煎　《名医类案》卷五、《医学纲目》卷二十五文字与此案不同。

〔2〕　胁痛已安　原作"肠痛"二字，据《续名医类案》卷十八、《医学纲目》卷十四补正。

　　方提领，年五十六岁，丁丑年冬，因饮酒醉后受怒气，于左胁下与脐平作痛，自此以后渐渐成块，或起或不起，起则痛，痛止则伏，面黄干，无力食少，吃些物便嗳。脉甚弦，右手伏则略数。此蕴热因春欲汗解，而气弱不能自发为汗，复郁，又因食不节择，挟食，所以成块。宜以保和丸二十、抑青丸二十，用白术木通三棱汤下之〔1〕。（参见《续名医类案》卷十八、《古今医案按》卷八、《古今医统大全》卷三十四、《医学纲目》卷二十五）

　　洪孺人，左胁下有块，渐渐长大，脉弦而大，稍攻之〔2〕，近亦发热，食亦稍减，倦怠。先与补之，次攻块。白术两半，柴胡、当归头、青皮各半两，陈皮、木通各三钱半，甘草一钱，右分八帖。攻块：青皮、三棱（俱醋炒）各一两半，桂三两半，海藻（醋洗）二钱，醋佐曲糊为丸。（参见《古今医统大全》卷三十四、《医学纲目》卷二十五）

　　富小娘，疟后左胁下有块，小便少。白术六钱半，青皮、三棱、柴胡、木通、厚朴各二钱，甘草半钱，姜一片，食前热饮之。（又见"疟疾五"，参见《古今医统大全》卷三十四、《医学纲目》卷二十五）

　　卢子裕，左胁下块，因疟后食肉饮酒而成。白术、醋炒柴胡各一钱，茯苓、炒枳实各三钱，人参三钱，作汤，服阿魏丸二十、保和丸二十、抑青丸十、与点丸十粒，攻块〔3〕。（参见《古今医案按》卷八、《医学纲目》卷二十五）

────────────────

〔1〕　脉甚弦……下之　《续名医类案》卷十八、《古今医案按》卷八、《医学纲目》卷二十五文字与此案不同。
〔2〕　稍攻之　《医学纲目》卷二十五作"稍数，询之"四字。
〔3〕　攻块　《医学纲目》卷二十五作"攻块五"三字。据《古今医案按》卷八俞震按，"攻块"应是"攻块丸"。

南山妇人，年三十八，九月二十三日经行，比前过后十日，得草药以败血海，为下胎之谋，有数滴血下，因此腹痛，在小腹下有块如枕大，不可按，汤熨则痛稍定，大小便抽痛，小便涩，大便略下少赤积垢，食不进，口略渴，发热。此胃气为草药所败，加以受伤之血妄行而不得泄，所以为病。白术、滑石各一钱半，牛膝一钱，缩砂、川芎、黄芩各三钱，炙草二钱，桃仁七枚，作一帖服，五次愈。（参见《续名医类案》卷二十三、《医学纲目》卷二十五、《女科证治准绳》卷五）

女子二十，累因食伤，胃脘[1]有块，随气上塞咽中，间后[2]又因食煨盐配粥。白术一钱半，陈皮、半夏各一钱，桔梗、青皮、木通、炙草各八分，姜二片，煎一二次，病遂平复。与前药，在月半后加桔梗煎一服，令其吐，吐出痰积。（参见《医学纲目》卷二十五）

产后三日，血块痛，发热，尚是如胎[3]。五灵脂（略炒）、牡丹皮、没药、滑石，右研细，作五帖，豆淋酒下之，食前。（参见《医学纲目》卷二十二、《女科证治准绳》卷五）

丈夫，肚左边带胁上有块，先吃匾食[4]有乳者成气，又与酒肉块大如桃，食减三之二。滑石半两，白术四钱，陈皮、三棱各三钱，萝卜子、连翘、黄连各二钱，干姜钱半，桃仁二十枚，黄芩一钱，炙甘草半钱，右分四帖。（参见《医学纲目》卷二十五）

妇人，胁下有块大如掌，脉涩，时有热。此虚中有气[5]，先与

---

〔1〕脘　原作"腕"，据《医学纲目》卷二十五改。
〔2〕间后　《医学纲目》卷二十五作"询之"。
〔3〕尚是如胎　《医学纲目》卷二十二、《女科证治准绳》卷五并无此四字。
〔4〕匾食　一种带馅的面食。
〔5〕气　《医学纲目》卷二十五作"气积"二字。

补虚,后与积药。白芍、归须各四钱,陈皮、白术各三钱,青皮、川芎、木通各一钱,甘草半钱。积药:三棱(醋炙)一两,枳实半两,青皮、桃仁各半两,大黄三钱,桂枝一钱半,海藻(醋洗)一钱,右细末,神曲糊丸桐子大,每服四十丸。(参见《医学纲目》卷二十五)

丈夫,胁有积块,内有痰热,汗不得出。两脉大而浮,此体有虚。三棱半两,白术、黄连各三钱,人参六钱半,连翘、木通各二钱,川芎、桂各一钱,甘草半钱,右分四帖,下保和丸。(参见《医学纲目》卷二十五)

吕宗信,年七十,素好酒。因行暑热中得疾,冷过膝上,上脘有块如掌,牵引胁痛,不可眠,饮食减半,却不渴。已自服生料五积散三帖。予脉之,六脉俱沉涩而小,按之不为弱,皆数,右甚。大便如常,小便赤色。遂用大承气汤,减大黄之半而熟炒,加黄连、芍药、川芎、干葛、甘草作汤,下瓜蒌仁半夏黄连贝母丸,至十二帖,足冷退,块减半,遂止药。至半月,饮食复进,诸证皆除。(参见《丹溪治法心要》卷五、《名医类案》卷五、《续名医类案》卷二、《古今医案按》卷八、《古今医统大全》卷三十四、《医学纲目》卷二十五、《杂病证治准绳》卷一)

一妇人,年三十六岁,家贫多劳,性偏急[1],七月断经,八月小腹下有块,偏左,如掌大,有时块起则痛减,至半月后腹渐肿胀,食减平时三之二,无力,遇夜发热,天明即稍退。其脉七月间得虚微短弱涩,左犹[2]甚。初与白术一斤,带白陈皮半斤,作二十帖,熬服,以三圣膏帖块上,经宿则块软,再宿则块小近下一寸,旬日后

---

[1] 偏急　《古今医案按》卷八作"褊急"。
[2] 犹　同"尤"。

食渐进,热减半。又与前药一料,加木通三两,每帖研桃仁九个,尽此剂,病除。(参见《名医类案》卷五、《古今医案按》卷八、《医学纲目》卷二十四)

有妇,年近三十,因哭子,至半年后胸痞,有块如杯,饮食大减,面黄淡惨黑色,若不胜衣,六脉弦细虚涩,至日晡后则发热。予察其事势以急,补泻兼用,以补中益气汤随天气寒暄加减,与东垣痞气丸相间服,食前用汤,食后用丸,常令汤多于丸些,如此近一月而寒热皆退,食亦稍进,又以丸与汤相等用之。至第二月以后,忽一夜寒热大发,天明热退,胸中之块如失,至晚,手足下半节皆肿,遂停药。三五日后,忽一夜手足之肿如失,至天明,胸中有块复作,比前差小一晕,遂以二陈汤加桔梗、白术、枳实,调理半月而安。次年后生一子。(参见《名医类案》卷五、《古今医统大全》卷三十四、《医学纲目》卷二十五)

陈里正男,二十七岁,旧因饱食牛肉豆腐,患呕吐证,又节次饮食不节,右胁下生块,渐长,今大如掌,痛发则见,痛止则伏。其脉弦而数,如此必性急,块上不可按,按之则愈痛,必痛时吐黄酸苦水。询之,果然。或作肾气治,予曰:非也,此足太阴过食积于与湿〔1〕耳。烧荔枝核二枚,炒茱萸九粒,炒枳核十五枚(去壳),人参一钱,炒山栀子五枚(去壳),山楂九枚,右细研,取急流水一盏汤起〔2〕煎沸,入姜汁令辣,食前通口热服,与六帖,吐二帖,服四帖。与药且止其痛,却与消块药,半夏六两半,皂角六个,晒干,水煮取汁,拌半夏,黄连(炒)半两,石碱二钱,各研,右同为细末,以糖

---

〔1〕 此足太阴过食积于与湿 《名医类案》卷五、《医学纲目》卷二十五并作"此足太阴有食积与湿痰"。

〔2〕 汤起 《医学纲目》卷二十五作"荡起"。汤,通"荡"。

球〔1〕膏为丸桐子大。（参见《名医类案》卷五、《医学纲目》卷二十五）

　　冯氏女，年三十岁，形肥色嫩，滋味素厚。幼年曾踏雪，尝以火烘足鞋履，以致湿热上袭。至二十五岁时，口常吐清水，吞酸。医用丁香等热药，时止时发，仍用前药，至当心疼，胸痞有块，吃饭即吐些，尝〔2〕出三之一。遂与左金丸二十四粒，姜汤下之，与三十余次，全不进食。余曰：结以间〔3〕矣。且令止药。或口干思饮，止与半盏热水，间以青皮丸与之。虽困卧着床，犹以不药为善。如此近四十日，诊其脉，前后皆微弦，重取似涩，轻取似和，至此弦脉渐添，遂令与人参酒、芍药汤，引金泻木，渐渐思食。而苦〔4〕于大便秘，病家必欲行大黄，予止之，遂以生芍药、陈皮、桃仁、人参为丸与之，用蜜煎导，大便行而食进，调理半月而安。（参见《名医类案》卷五、《医学纲目》卷二十五、《杂病证治准绳》卷四）

　　妇人，年五十五岁，形气俱实，富而神劳，味厚性急。尝经水过多，医每用涩药止之。后病气痛，胸腹共有积块十三枚，遇夜〔5〕痛甚，着床累月，饮食虽减，应接家事如故。其脉两手皆涩而弱，此屡用涩药，因致败血积聚不行故耳。时三月间，用蜀葵根煎汤，再煎人参、白术、陈皮、青皮、甘草梢、牛膝成汤，入玄明粉少许，桃仁研调，热饮之，服至二帖，腹痛，下块一枚，再研渣一服，又下一枚。

----

〔1〕 糠球　山楂。
〔2〕 尝　通"常"。
〔3〕 以间　《名医类案》卷五、《医学纲目》卷二十五并作"已开"。
〔4〕 苦　原作"药"，据《医学纲目》卷二十五改。
〔5〕 夜　原作"疼"，据《名医类案》卷五、《古今医案按》卷八、《医学纲目》卷二十五改。

时以病久,好血耗竭,不敢再取块,告伎[1]穷而归。复想此证患病虽重,其形质尚可受药,但当去葵根、玄明粉,服之安。(参见《丹溪心法》卷三、《名医类案》卷五、《古今医案按》卷八、《医学正传》卷三、《古今医统大全》卷三十四、《医学纲目》卷二十五)

黄疸廿四

车头人,年二十,因劳冒雨,作黄疸,脚酸心悸,口苦力弱,尿黄。脉浮而数,病在表,宜解外。黄耆三钱,白术、苍术、陈皮、紫苏梗叶、木通各二钱,山栀(炒)一个,甘草些少,右作一帖,下保和丸十五粒,与点丸十粒,温中丸二十粒。(参见《续名医类案》卷九、《医学纲目》卷二十一)

佛生,酒疸,眼如金色,尿赤。白术一两,人参、猪苓、茵陈各五钱,泽泻七分,炒栀子、木通各三钱,桂枝二分。

许大,年四十一,久劳苦,得面黄,心悸口苦,小便却不黄,自利食[2]少。脉左大于右,此虚中受湿也。白术一两,芍药、当归各五钱,黄耆、茯苓、人参各二钱,黄芩、陈皮各一钱半,黄连二钱,甘草五分,右分八帖,下温中丸二十丸,保和丸二十丸。(参见《医学纲目》卷二十一)

六十嫂,面黄,口苦而渴。此食积生湿热。谷疸丸四十粒,保和丸四十粒,阿魏丸五粒,用白术一钱半,猪苓、连翘各一钱,羌活、通草各少许作汤,下丸子。(参见《医学纲目》卷二十一)

---

[1] 伎　通"技"。
[2] 食　原作"甚",据《医学纲目》卷二十一改。

　　妇人,年三十,面黄,脚酸弱,口苦喜茶,月经不匀,且多倦怠。黄耆、黄芩各三钱,炒檗二钱,人参、白术、当归、白芍药各一钱,陈皮、木通、秦艽各五分,甘草二分。(参见《续名医类案》卷九、《医学纲目》卷二十一)

　　王官,疟〔1〕后面黄,脚酸倦怠,食饱则气急头旋。白术一钱半,黄耆、苍术各一钱,木通、炒檗各三分,陈皮一钱,炙草二钱。(参见《续名医类案》卷九、《医学纲目》卷二十一)

　　成寅五官,面黄,脚酸无力,食难化。脉虚而少弦,尺微。问之,肚泄方安而得此。宜补之。白术一钱半,芍药一钱,苍术、陈皮、川芎、当归各半钱,人参三钱,木通三钱,炙甘草二钱,右煎,下保和丸四十粒,食前。(参见《续名医类案》卷九、《医学纲目》卷二十一)

　　妇人,年约二十岁,产后发黄口干,倦怠食少,经血不来,时发热。脉弦。白术一钱,人参、秦艽、牡丹皮、生地黄、木通、柴胡、芍药各半两,芎藭、黄芩、炒葛各三钱,甘草一钱,右分十二帖,水二盏半煎至一盏,食前热服。(参见《医学纲目》卷二十一、《女科证治准绳》卷五)

　　妇人,年十八岁,发黄脉涩,经自来不行,倦怠,未曾生子。陈皮、白术、木通各一两,生地、黄芩、归头、牡丹皮各半两,甘草梢一钱半,右分十二帖,水二盏半煎取一盏,食前热服。(参见《续名医类案》卷九、《医学纲目》卷二十一)

------

〔1〕 疟 《续名医类案》卷九、《医学纲目》卷二十一并作"痁"。

丈夫,黄胖,胃有陈积,口淡脚酸,气急。针砂(淘净炒干,入好醋煅用之,研极细)三两,苍术、香附、三棱各一两,连翘、陈皮、黄连、茱萸、苦参各半两,茯苓七钱,右神曲作醋糊为丸,五十丸。若痞满,入保和丸十丸,须以白术汤送下。(参见《医学纲目》卷二十一)

妇人,年六十,面黄倦甚,足酸口苦。脉散而大,此湿热伤气。白术半两,陈皮四钱,苍术、黄芩、木通、砂仁、人参、川芎各二钱,炒栀二钱半,炙甘草五分,右分六帖,水二盏半煎取小盏,食前热服[1]。(参见《续名医类案》卷九、《医学纲目》卷二十一)

头 目 廿 五

一男子,七十九岁,头目昏而重,手足缓,吐痰口口相续,左手脉散大而缓,右手缓,而大不及于左,重按皆无力,饮食略减而微渴,大便三四日一行。众人皆与风药。若果与风药,至春深必死。此大虚症,当以补药作大剂服之。众不然而去。予教以用黄耆、人参、归身、芍药、白术、陈皮浓煎作汤,使少下黄檗丸三十粒,服一年半而精力如少壮时。服黄檗丸[2],冬加干姜少许作冬药,余三时皆依本法,连、檗[3]皆用姜汁炒,为末,又用姜糊丸。(参见《丹溪治法心要》卷二、《名医类案》卷五、《续名医类案》卷三、《古今医案按》卷四、《医学纲目》卷十一、《杂病证治准绳》卷五)

徐舍人,因作劳,头与目眶痛,足冷身热。脉大而不甚数,作痰与劳治之。半夏二钱,川芎、黄芩、白术、陈皮各二钱,木通一钱,甘

---

〔1〕 服　原作"煎",据《续名医类案》卷九、《医学纲目》卷二十一改。

〔2〕 黄檗丸　原作"连翘丸",据文义改。又,《丹溪治法心要》卷二、《名医类案》卷五并作"连檗丸"。

〔3〕 檗　原作"翘",据《丹溪治法心要》卷二、《名医类案》卷五改。

草些少,右分二帖,姜一片煎,下保和丸三十丸。(参见《医学纲目》卷十五)

　　青口妇人,三十二,因产后能食,至半月后,忽头晕间仆不知人,醒后至今食少。白术二钱,川芎、黄芩、茯苓各一钱五分,右姜三片,煎取三之一,下保和丸三十丸。(参见《医学纲目》卷十七》)

　　贾孺人,脉沉,有痰头晕。酒白术一钱半,酒泽泻、川芎各一钱,煎,下茯苓丸三十五粒。(参见《医学纲目》卷十五)

　　郑安人,六十余,虚而有痰,头眩,脉缓足弱。与半夏白术天麻汤,下酒芩丸。(参见《续名医类案》卷十三、《医学纲目》卷二十八)

　　陈客妇人,近五十,头[1]麻木,眩运[2],脉甚虚。宜补气益血,祛风行湿。天麻(酒浸)、白术各一钱,黄耆二钱,人参、归身尾、酒黄芩、川芎、陈皮、半夏各半钱,炙草二钱,姜三片。(参见《医学纲目》卷十一)

　　一妇人,年三十余,面白形长,心中常有不平事。忽半夜诞子[3],才分娩便晕厥不知人。遂急于气海灼五十壮而苏。后用参、术等药,两月方安。(参见《丹溪治法心要》卷六、《名医类案》卷十一、《医学纲目》卷三十五、《女科证治准绳》卷五)

　　男子,患因作劳成病,发热形瘦,口苦头晕。白术、茯苓、杜仲、

---

[1] 头　《医学纲目》卷十一作"头痛"二字。
[2] 眩运　眩晕。运,同"晕"。
[3] 诞子　"诞"原作"正",据《丹溪治法心要》卷六改。

陈皮、当归各一两，人参、生苄〔1〕、黄连、甘草各一钱，川芎半两，白芍五分，右分十八帖，食前热下抑青丸十二粒。（参见《医学纲目》卷十一）

丈夫，患热头眩。脉大而散，此是辛苦中来。陈皮、柴胡各三钱，人参、白术各二钱，黄耆、木通各一钱，甘草，右分三帖。（参见《医学纲目》卷十一）

贾舅，因劳役身倦怠〔2〕，头不爽，肚带溏滑，眼花。白术（酒浸）、当归各一钱，人参、黄耆、陈皮各半钱，炒檗三钱，蔓荆子五粒，炙甘草些少，右煎，取稍热饮之，丑时卯时各一次，去枕〔3〕眠少时，巳时申时各一次。（参见《医学纲目》卷十一）

丈夫，因冷水浴，发热头痛。脉紧，此有寒热〔4〕也，宜温药汗之。苍术二钱半，陈皮、川芎各二钱，麻黄、干葛各一钱半，炙甘草些少，右分二帖。得汗后知病退，又与补药，芍药半两，陈皮、半夏各三钱，白术、苍术二钱，人参、木通各一钱半，炙甘草半钱，右分四帖，姜一片。（参见《续名医类案》卷十六、《医学纲目》卷三十）

妇人，头痛发热而渴。白术半钱，陈皮、川芎各一钱，干葛二钱，木通一钱半，炙甘草五分，右分四帖。（参见《续名医类案》卷十六、《医学纲目》卷三十）

---

〔1〕　生苄　生地黄。苄，音 hù，地黄。
〔2〕　身倦怠　《医学纲目》卷十一作"眼眩倦怠"四字。
〔3〕　枕　原作"椀"，据《医学纲目》卷十一改。
〔4〕　寒热　《续名医类案》卷十六、《医学纲目》卷三十并作"寒湿"，是。

痞气廿六

七三婶,口渴食少,气痞而脉弦。白术、青皮、半夏、干葛各一钱半,木通一钱,炙甘草些少。(参见《医学纲目》卷二十一)

倍磊[1]人,年五十二岁,气上膈满,食少。此积热生湿,诊得左三部涩小,右三部微数,重取稍大,喜得无弦脉,为可治之疾。白术一两,青皮、陈皮、厚朴各五钱,大腹皮三钱,片芩、木通各五钱,苏梗、川芎、桂枝各三钱,甘草梢一钱半,右分十帖,姜二片,煎饮之,煎渣之汤下保和丸三十粒。(参见《医学纲目》卷二十四)

宣州人,食少倦怠,脉涩略迟,问之口渴。此旧年受湿生热,宜清暑益气汤加减与之,下保和丸、与点丸、抑青丸各二十丸。与前药,证皆减。气上筑心膈,噫气稍宽,脉之,右关弱短,左关滑,右尺长洪大而数,此肝有热,宜泻肝补脾。白术二钱,陈皮钱半,青皮一钱,木通三钱,甘草,右煎,下保和丸十五,抑青丸二十,大补丸一十丸。(参见《医学纲目》卷十六、《类方证治准绳》卷三)

胡村人,因吃冷粥吃肉,头痛自汗,膈痞,小便赤。白术二钱半,陈皮一钱半,木通、黄芩、川芎各半钱,右姜三片,下草豆蔻丸十五丸,阿魏丸十丸,保和丸二十五丸。(参见《续名医类案》卷九、《医学纲目》卷十五)

小娘,心头痞闷,口干,面微黄,脉洪。黄连、半夏各三钱,白术、青皮、木通各二钱,右分三帖,水二盏,姜二片,煎取小盏,去渣

---

〔1〕 倍磊　地名,今浙江义乌有倍磊乡。

热饮,下保和丸十五丸,渣再并煎。(参见《医学纲目》卷二十一)

呕吐廿七

一妇人,年近三十,怀孕两月,病呕吐头眩,自觉不可禁持。以人参、白术、川芎、陈皮、茯苓之药,五七日[1]愈觉沉重。召予脉之,两手脉弦,左为甚,而且弱。予曰:此是恶阻,必怒气所激。问之果然。肝气既逆,又挟胎气,参、术之补,大非所宜。教以只用茯苓汤下抑青丸三十四粒,五帖自觉稍安。诊其脉,略有数状,自言口干苦,稍食些少粥则口酸。予以其膈稍间滞气未尽行,教令以川芎、陈皮、山栀子、生姜、茯苓煎汤。下抑青丸十五粒,十五帖余证悉平,食及常时之半。食后觉易饥,予为肝热未平,则以热汤下抑青丸二十粒,至二十日而安。予后因过其家,又脉之,见其两手虽平和而左手弱甚,此胎必堕。此时肝热既平,参、术可用矣。遂用始初之方,参、术等兼补之,预防堕胎以后之虚。服之一月,其胎自堕,却得平稳无事。(参见《丹溪治法心要》卷七、《名医类案》卷十一、《古今医案按》卷九、《医学正传》卷七、《医学纲目》卷三十五、《女科证治准绳》卷四)

郑宅如夫人[2],清早吐苦水,脉涩而微,起转如常。此胃弱而上脘有湿也。苍术(炒)一两,滑石两半,陈皮、山楂、半夏各二两,茯苓七钱,炒芩五钱,桔梗七分,作四帖服。(参见《医学纲目》卷二十二)

施卜,年四十,因灸艾火多,病肠内下血粪,后肚痛,今痛自止,

---

〔1〕日　此下原衍"多"字,据《丹溪治法心要》卷七删。
〔2〕如夫人　妾。

喜叶呕清水,食不下。宜清胃口之热。白术一钱半,陈皮、地黄各一钱,黄芩、茯苓、连翘各半钱,生甘草些少,姜三片。(参见《续名医类案》卷五、《医学纲目》卷二十二)

妇人,月经时口渴,吃水多,心痞,喜呕不食。白术、陈皮二钱,炒栀、木通各一钱半,黄芩、炙甘草些少,右作一帖,水二盏煎一小盏,入姜汁,令热饮之。(参见《医学纲目》卷二十二)

丈夫,因外感凉气,与宿饮相搏,心下酸戚〔1〕,呕清水,后有红。青皮、人参各三钱,紫苏、木通、枳壳各二钱,茯苓、桔梗、麻黄各半钱,甘草些少。(参见《医学纲目》卷二十二)

噎膈廿八

浦江男子,年六十,因好色虚甚,去秋患噎病,或有作时,或有止时,后作微频。白术、地黄、芍药各一钱,陈皮、枳壳(炒)、当归各半钱,人参半钱,黄芩、川芎、木通各三钱,炙草二钱。(参见《医学纲目》卷二十二)

杨亨三哥,大便秘涩,小便如常,咽塞不通,食下便有硬痰。脉涩,左右手同,此血虚肠燥,为脾约之甚者。人参散:人参五钱,炒枳二钱,耆、炒朴、地黄、桃仁各一钱,炙甘草些少,煎〔2〕,后入竹沥、姜〔3〕饮之,或用麻子亦妙。又,锁阳、苁蓉、桃仁各一钱,煮粥,入竹沥食之,名肠快散。(参见《医学纲目》卷二十二及卷二

---

〔1〕 酸戚　作酸不舒。

〔2〕 煎　原作"前",据《医学纲目》卷二十二改。

〔3〕 姜　《医学纲目》卷二十二作"姜汁"二字。

十三）

　　台州一木匠，有艾妻[1]，病反胃半载，诊其脉，涩而不匀，大便八九日方通一次，皆燥结如羊矢[2]，甚瘦弱无力。先与甘蔗汁煎六君子汤，加附子、大黄与之，俟大便稍润，令以牛乳汁常温饮之，其余菜果粥饭皆不入口，近两月而安。此证乃因精血耗竭。（参见《局方发挥》《丹溪手镜》卷下、《脉因证治》卷三、《名医类案》卷四、《古今医案按》卷五、《古今医统大全》卷二十七、《医学纲目》卷二十二）

　　杭州一男子，四十余，患反胃两月矣，口干不喜饮，食有时不吐，或吐食物裹涎沫而出，吐后胸膈方快。诊其脉俱涩，重取弦大，盖其壮年多服金石房中药所致。时秋初尚热，遂令多烧竹沥、御米为稀粥，代粥饭与之，每一二啜而止，带温频频与之，自此不吐。至旬日稍凉，以流水作稀粥，入少竹沥与之，时间以四物汤加陈皮益其血，月余而安。（参见《名医类案》卷四、《古今医统大全》卷二十七、《医学纲目》卷二十二）

　　王仲贤，一日求诊，六脉皆涩而稍沉，视颜色似无病者。彼云胸膈间常觉有物闭闷，亦妨碍，食亦减。予作饮热酒受病视之，令其服生韭汁，每服半盏，一日三次，至二斤韭而愈。（参见《格致余论·治病必求其本论》《名医类案》卷四、《古今医统大全》卷二十七、《医学纲目》卷二十二）

------

〔1〕艾妻　美貌的妻子。艾，美丽。
〔2〕矢　通"屎"。

诸 血 廿 九[1]

　　富六秀,因辛苦吐血成衄,夜间发热[2]口干,身痛食少。当作虚劳治之。白术六钱半,人参、陈皮、青皮(炒)、生地、芍药各六钱,归尾、甘草(炙)各半两,川芎三钱,红花半钱,右分十帖,水二盏煎取三之一,食前稍热饮之,下保和丸、与点丸十丸。(参见《医学纲目》卷十七)

　　冯舅,气上奔,吐血,心膈痛。生枳壳三钱,青皮二钱,生地、木通、牡丹皮各钱半,干生姜、川芎、黄芩、黄连各一钱,甘草些少,桃仁二十八枚,桔梗半钱,右分四帖。(参见《医学纲目》卷十七)

　　七叔婆,鼻塞,时有血些少出。羌活、独活、防风、升麻、干葛、苍术、陈皮各一钱,麻黄、黄耆、炙草、吴白芷各半钱,右分二帖,入开口红椒七粒,枣两枚(去核),白葱三根,煎取浅盏,稍热饮之。(参见《医学纲目》卷十七)

　　成官人,因上山中恶,血瘀入内,饮食少。脉弦,此须用治血和气。川芎三钱,青皮二钱,芍药、滑石各一钱,牡丹皮半钱,炙甘草一钱,桃仁(研)七枚,右作一帖。(参见《医学纲目》卷二十)

　　妇人,年五十余,曾吐血,今作面黄,目瞤动,食少。木通二钱,人参二钱半,白术、陈皮各三钱,白芍、青皮各半两,炒黄连、干姜(生)、黄芩(炒)、芎各一钱半,归须二钱,炒蘗一钱,生甘草半两,生

---

〔1〕　廿九　原缺,据目录补。
〔2〕　热　原缺,据《医学纲目》卷十七补。

地一钱半,右分七帖,水二盏煎取三之一,去渣,入藕汁半盏,再煎沸,通口饮之。(参见《医学纲目》卷十七)

男子,年十七岁,家贫而多劳,十一月得恶寒病,时吐两三口血,六脉紧涩。一日后食减中痞,医投温胆汤,三日后微热,口干而不渴,口中有痰。予曰:此感寒也。询之,云因九日前霜中曾度三四次水,心有悲泣事,腹亦饥。遂以小建中汤去芍药,加桔梗、陈皮、半夏,四帖而安。(参见《名医类案》卷五、《续名医类案》卷十二、《推求师意》卷下、《医学纲目》卷十七)

侄,鼻衄,脉数,有热。人参三钱,炒檗二钱,地黄、芍药、生甘草各一钱,黄连、黄芩、归尾各半钱,知母六分,作一帖服。(参见《医学纲目》卷十七)

淋沥三十

仁八嫂,淋病[1]。脉沉而大,此主劳苦伤血,下焦湿结。人参、归尾、白芍、香附五钱,条芩、木通各三钱,山栀(炒)一钱半,耆半钱,生甘草梢一钱,右分六帖,加杜牛膝引,汤两盏煎取浅盏,食前饮之。(参见《医学纲目》卷十四)

朱郎,小便淋痛,脉左大右涩。此为劳伤经血,勿作淋治,可补血,行肝经滞血,自愈。生地、归头、芍药各一钱,陈皮、木通、川芎各半钱,条芩、炒檗、甘草梢各三钱,红花豆大,桃仁九枚,滑石一钱,右煎饮。得[2]淋病退,去滑石、桃仁、杜牛膝、木通,入川牛膝

---

〔1〕 淋病　"淋"字原缺,据《医学纲目》卷十四补。
〔2〕 得　《医学纲目》卷十四作"待"。

代木通,分两倍之。(参见《医学纲目》卷十四)

便血三十一

妇人,年六十,性多沉怒,大便下血,十余年不止,食减形困,心摇动,或如烟熏,情性极恶,早起面微浮急,此时便血犹未绝,中间若得一二日不来,则思意[1]稍疏,但遇不如意事则血复作,百法不治。左三部脉浮大,稍重手则无,久取之带涩,似至数不匀,右三部沉涩结弱,寸脉沉绝。予谓:气郁生涎,郁胸中,清气不升,经脉壅遏不降,心血绝少,不能自养,所以有如熏之状。以非开涎不足以行气,非[2]气升则血不能以归隧。遂以壮脾药为君,黄连、青皮、贝母、泽泻、黄耆、人参、白术、酒芍药,每帖加附子一小片,煎服,四帖后血止。遂去附子,加干葛、牡丹皮、山栀子,而如烟熏亦除。又去干葛、牡丹皮、山栀子,于前加砂仁、炒神曲、熟地黄、木香,倍参、耆、白术,服半月全愈。(参见《名医类案》卷八、《古今医案按》卷四、《古今医统大全》卷四十二、《医学纲目》卷十七)

便秘三十二

丁舅,大小便涩。四物汤加木通,下润下丸五十粒,热下。

一妇人,肚秘。补血和气以通之,桃仁不可少。肉苁蓉一两半,麻子仁一钱,白芍药、陈皮末各一两,黄连五分,右味同研,晒干,炒,神曲糊为丸桐子大,食前白汤下五十粒,一日二次。(参见《医学纲目》卷二十三)

---

〔1〕 思意 《名医类案》卷八作"神思"。
〔2〕 非 原缺,据《名医类案》卷八补。

一男子，年六十一岁，平居不能顿食，常喜零食。一日，忽觉咽膈间壅，大便秘结如羊矢，三四日一见，其面有紫粉霜[1]，走动倦乏。与疏气药，则作痛在腹，少与快脾消导药。两手脉俱涩，有似枯木，喜其人形瘦而色紫，病见乎冬，却有生意。遂于四物汤加白术[2]，浓煎汤，研桃仁十二枚，再煎沸，饮之，更于食味中多食诸般血，以扶药力，三十帖如后，五十帖而便润，七十帖食稍进，百余帖而愈。（参见《名医类案》卷四、《古今医案按》卷五、《古今医统大全》卷二十七、《医学纲目》卷二十二）

杂病三十三

缙云[3]胡君锡，年三十岁，形肥而大，色稍苍厚，家富而足，更专事于口味。两年前得消渴病，医用寒凉药而渴病得安。一人教以病后须用滋补，令其专食黄雌鸡，因此食至十数，渐有膈满呕吐之病。医者意其为胃寒，遂以丁香、附子、沉香之药百余帖，呕病除。月余后，天气大热，中恶化气，风亦怕[4]，遂以糠堆尺许厚，上铺簟[5]，糊窗以重纸，方可坐卧，而手不能执笔，口鼻皆无气以呼吸，欲言绝无声，行十余步便无力。脉皆浮大而虚，仅得四至。予作内有湿痰，因多得燥热药，遂成气散血耗，当此夏令，自合便死。因其色之苍厚，知胃气尚存，可以安谷。遂以人参、黄耆、白术熬膏，煎淡五味子汤，以竹沥调饮之，三月诸证皆愈。令其须绝去

---

〔1〕其面有紫粉霜　《名医类案》卷四、《医学纲目》卷二十二并无此六字。

〔2〕白术　《名医类案》卷四、《古今医案按》卷五、《古今医统大全》卷二十七、《医学纲目》卷二十二此下并有"陈皮"二字。

〔3〕缙云　县名，今属浙江。

〔4〕"中恶化气"句　《续名医类案》卷六作"忽恶风冷，足亦怕地气"九字，《医学纲目》卷六并作"忽恶风，足亦怕地气"八字。

〔5〕簟　音 diàn，供坐卧用的竹席。

肉味，一月后康健如旧〔1〕。（参见《名医类案》卷五、《续名医类案》卷六、《古今医案按》卷四、《医学纲目》卷六）

武义〔2〕徐兄，年四十二岁，口渴溺数。春末得，夏来求治。诊得两手脉皆涩，右略数而不弦，重取似大而稍有力，左稍沉，比右略弱而不弦，然涩却多于右〔3〕，两尺皆不甚数。此当作饮食味厚生痰，谓之痰热相搏，禁其味厚，降火以清金，抑肝以补脾。以补脾丸二十一粒、闰〔4〕肠五粒、阿魏五粒〔5〕，引以姜汤，吞下，一日六次，又以四物汤加参、术、陈皮、生甘草、五味子、麦门冬煎服，一日三次，与丸药间吃之，一二日自觉清快，小便减三之二，口不干。止是渴未清，头晕眼花，久坐则腰疼，以摩腰膏治腰疼，仍以参、术、耆入四物汤，减芎，加牛膝、五味子、炒檗、麦门冬，煎，食前调六一散，反觉便多，遂去六一散，仍吃药丸而安。（参见《续名医类案》卷九、《古今医统大全》卷七十一、《医学纲目》卷二十一）

胡氏女，年十七八岁，发尽〔6〕不留一茎，饮食起居如旧。脉之，微弦而涩，轻重皆同。予曰：此厚味热湿，痰在膈间，后因多吃梅，酸味收湿热之痰，随上升之气至于头，薰蒸发根之血，渐成枯

---

〔1〕 康健如旧　《医学纲目》卷六此下有"又以鸡汤下饭，一月后胸腹膨满甚，自煎二陈汤加附子、白豆蔻饮之，其病顿除。遣人问调理药，予教以绝去诸药与肉饮，自然平安"五十一字，《续名医类案》卷六与《医学纲目》略同。

〔2〕 武义　县名，今属浙江。

〔3〕 然涩却多于右　"涩"原作"至"，据《续名医类案》卷九、《医学纲目》卷二十一改。"右"字原缺，据《续名医类案》卷九、《医学纲目》卷二十一补。

〔4〕 闰　通"润"。

〔5〕 以补脾丸……五粒　《续名医类案》卷九、《医学纲目》卷二十一并作"用三消丸十粒，左金、阿魏丸各五粒"一十四字。

〔6〕 发尽　《医学纲目》卷二十九作"发脱"，《名医类案》卷二、《古今医案按》卷七并作"发尽脱"三字。

槁,遂一时尽脱。遂处补血升散之药,用防风通圣散去芒硝,惟大黄三酒制炒,以四物汤酒制合和[1],小作剂,煎以一釜,日二碗与之。两月余,诊其脉,湿热渐解,停药。淡味调养,又半年,发长如初而愈[2]。(参见《名医类案》卷二、《古今医案按》卷七、《医学纲目》卷二十九、《杂病证治准绳》卷八)

　　周本心,年六十岁,形气俱实,因大怒[3],正月间染病,心不自安,如人将捕之,夜卧亦不安,两耳后常见火光炎上,食饮虽进而不知味,口干而不欲饮水。遂以人参、白术、当归身为君,陈皮为佐,加盐炒黄檗、炙玄参各少许,煎服,月余而安。(参见《名医类案》卷八、《古今医统大全》卷五十、《医学纲目》卷二十九、《杂病证治准绳》卷五)

　　鲍兄,年二十余岁,玉茎挺长,肿而痿,皮塌常润,摩股不能行,两胁气逆上,手足倦弱。先以小柴胡加黄连大剂行其湿热,次又略加黄檗,降其逆上之气,其肿挺渐收减及半。但茎中有一坚块未消,遂以青皮一味为君,少佐以散风之剂,煎服以消块,外以丝瓜汁调五倍子末,敷[4]之而愈。(参见《丹溪治法心要》卷六、《名医类案》卷八、《古今医案按》卷八、《古今医统大全》卷六十及卷九十二、《医学纲目》卷十四、《杂病证治准绳》卷六)

　　马希圣母舅,年五十余,性嗜酒,常痛饮不醉。忽精[5]出前

〔1〕合和　原作"合非",据《医学纲目》卷二十九、《杂病证治准绳》卷八改。
〔2〕愈　此下原衍"长"字,据《医学纲目》卷二十九、《杂病证治准绳》卷八删。
〔3〕怒　《名医类案》卷八、《医学纲目》卷二十九并作"恐"。
〔4〕敷　原缺,据《丹溪治法心要》卷六、《医学纲目》卷十四补。
〔5〕精　《名医类案》卷十一、《医学纲目》卷二十五并作"糟粕"二字。

窍,便溺出后窍。六脉皆沉涩。与四物汤加海金沙、木香、槟榔、木通、桃仁,服而愈。此人酒多,气因升而不降,阳偏虚,酒湿积久生热,煎熬血干,阴亦大虚。阴阳偏虚,皆可补接。此人中年后阴阳皆俱虚,得暂可活者,以其形实,酒中谷气尚在,一二月后其人必死[1]。(参见《名医类案》卷十一、《古今医统大全》卷七十三、《医学纲目》卷二十五、《杂病证治准绳》卷六)

妇人转胞三十四

一妇人,四十岁,妊娠九个月,转胞,小便不出三日矣,下急脚肿。不堪存活,来告急。予往视之,见其形瘁,脉之,右涩而左稍和,此必饱食而气伤,胎系弱,不能自举而下坠,压膀胱偏在一边,气急为其所闭,所以水窍不能出也。转胞之病,大率如此。予遂制一方,补血养气,胎系自举,则不下坠,方有自安之理。遂用人参、当归身尾、白芍药、白术、带白陈皮、炙甘草、半夏,浓煎汤,与四帖,任其号叫。至次早天明,尽以四帖药柤[2]作一帖煎取饮,强令顿服之,探喉令吐出此汤药,小便大通,皆黑水。后遂就此方加大腹皮、炒枳壳、青葱叶、缩砂仁,作二十帖与之,以防产前后之虚,果得就褥平安,产后亦健。(参见《丹溪治法心要》卷七、《名医类案》卷十一、《续名医类案》卷二十四、《古今医案按》卷九、《医学纲目》卷十四、《杂病证治准绳》卷六、《女科证治准绳》卷四)

朱宅妇人,三十余岁,四个月胎,大小便秘。因与通利冬葵子等药,已通,但气不顺,此性急以血耗气乱,须和其气,滋其血,乃

---

〔1〕 其人必死 《医学纲目》卷二十五、《杂病证治准绳》卷六此下并有"后果然"三字。

〔2〕 柤 音 zhā,通"渣"。

安。陈皮、青皮、芍药各一钱，人参、当归、川芎、地黄、白术各半钱，伏皮、木通、甘草各二分。（参见《医学纲目》卷十四、《女科证治准绳》卷四）

一妇人，妊娠八个月，患小便不通，百医不得利，转加急胀。诊其脉细弱。予意血气虚弱，不能承载其胎，故胎重坠，下压住膀胱下口，因此溺不得出。若服补药，仍升扶胎起，则自下。药力未到，愈加急胀。遂令一老妇用香油〔1〕涂手，自产门入，托起其胎，溺出如注，胀急顿解。一面却以参、蓍、升麻大剂煮服。或少有急满，仍用香油涂手托放出溺。如此三日后，胎渐起，小便如故。（参见《名医类案》卷十一、《续名医类案》卷二十四、《古今医案按》卷九、《古今医统大全》卷七十三、《医学纲目》卷十四、《杂病证治准绳》卷六、《女科证治准绳》卷四）

杨顺二官子〔2〕，患脉涩而短，重取而弱。此久受湿伤血，多年无汗，遇劳则身热倦怠，如沙病状。苍术、白术、芍药各半两，陈皮六钱半，归身二钱半，甘草、干红花各半钱，右分五帖，姜三片煎。（参见《医学纲目》卷十七）

经 水 三 十 五

仁三孺人，月事不匀，血紫色，来时先作痛，倦怠恶寒，为人性急。青皮五钱，川芎、黄芩、牡丹皮、茯苓各三钱，干姜一钱，甘草（炙）一分半。（参见《名医类案》卷十一、《医学纲目》卷三十四）

---

〔1〕 香油 "油"字原缺，据《名医类案》卷十一、《医学纲目》卷十四补。
〔2〕 杨顺二官子 此案不当入此篇，《医学纲目》在卷十七"无汗"中。

永康〔1〕胡小娘子，二十岁，两月经事不行，忽行，小腹痛，有块，血黑色。白芍、白术、陈皮各半两，黄芩、川芎、木通各三钱，炙草些少。（参见《名医类案》卷十一、《医学纲目》卷三十四、《女科证治准绳》卷一）

何孺人，气滞血涩，脉涩，经不调，或前或后，紫色，口苦，两大腿外臁〔2〕麻木，有时痒生疮，大便秘滞。麻子仁、桃仁、芍药各二两，生枳壳、白术、归头各一两，威灵仙、诃子肉、生地黄、陈皮各三钱，大黄（煨）七钱，右各用末，粥为丸。（参见《名医类案》卷十一、《医学纲目》卷三十四、《女科证治准绳》卷一）

周壁朱妇人，四十余，月经不调，行时腹痛，行后又有三四日淋漓，皆秽水，口渴面黄，倦怠无力。白术一两，归身尾、黄连各六钱，木通、黄芩、生耆各二钱，陈皮七钱，炙甘草一钱，右分八帖，下五灵脂〔3〕四十粒，食前服。（参见《名医类案》卷十一、《古今医案按》卷九、《医学纲目》卷三十四）

杨村妇人，二十余岁，二年经闭，食少乏力。黄连二钱，白术一钱半，陈皮、滑石各一钱，黄芩半钱，木通三钱，桃仁十二枚，炙草些少。（参见《名医类案》卷十一、《医学纲目》卷三十四、《女科证治准绳》卷一）

妇人，十五，脉弱而不数，身肥，初夏时倦怠，月经来时多。此禀受弱，气不足摄血，故行多。以白术、人参各半钱，生耆、陈皮各

〔1〕永康　地名，今浙江省永康市。
〔2〕臁　当作"廉"。
〔3〕五灵脂　《名医类案》卷十一、《古今医案按》卷九、《医学纲目》卷三十四此下并有"丸"字。

一钱,炙甘草二分。(参见《名医类案》卷十一、《古今医案按》卷九、《医学纲目》卷三十四、《女科证治准绳》卷一)

妇人,二十岁,月经不匀,来时先呵欠,腹隐疼,血紫色,食少无力。白术四钱,黄连、陈皮各一钱半,牡丹皮二钱,木通、黄芩、人参、茱萸各钱半,炙甘草半钱。(参见《名医类案》卷十一、《医学纲目》卷三十四)

妇人,患经血紫黑色,一月两次行,不思食,口干苦,时发热。麦门冬、归身、白芍、陈皮、白术各一两,人参、地黄、茯苓各半两,木通半钱,生甘草二钱,炙甘草半钱,右分十三帖,食前热饮,下抑青、与点丸各十五丸。(参见《医学纲目》卷三十四)

东阳妇人,三十五,孕八月,漏胎不止,胎比前时颇觉收小,血色微紫有块,食减平时三之一,腹微痛,无情绪。人参、白术(炒)、白芍各一钱,川芎、陈皮、茯苓、砂仁各半两,大腹皮三钱,炙甘草二分,加木莲藤七叶同煎,食前下三胜丸五十粒。(参见《名医类案》卷十一、《医学纲目》卷三十五)

妇人,年二十余,三月孕,发病[1]后淡血水[2]下,腹满口干。白芍、白术、茯苓各一钱,黄芩、归尾、川芎、陈皮各半钱,炙草二分。(参见《名医类案》卷十一、《医学纲目》卷三十五)

妇人,因闪推[3]伤胎,肚痛血崩。归身尾、陈皮、白术各半

---

〔1〕 病　《名医类案》卷十一、《医学纲目》卷三十五并作"疟疾"二字。
〔2〕 水　原作"不",据《名医类案》卷十一、《医学纲目》卷三十五改。
〔3〕 闪推　当作"闪挫"。

两,人参、茯苓、白芍、川芎各三钱,炙草半钱,右分四帖,水三盏取一盏汤,下砂仁细末一钱半,五灵脂末〔1〕。(参见《医学纲目》卷三十五、《女科证治准绳》卷四)

江氏妇,年三十五岁,堕胎后血不止,食少中满,倦怠不起,躁烦。六脉沉大而数,重取微弦。予作怒气伤肝,感动胃气。遂于二陈汤加川芎、白术、砂仁,二十帖而安。(参见《名医类案》卷十一、《医学纲目》卷三十四、《女科证治准绳》卷一)

娄妇人,年四十八岁,旧有白带,口渴,月经多,初者血黑色,后来血淡,倦怠食少,脐上急。白术钱半,陈皮、白芍各一钱,木通、枳壳半钱,黄芩、砂仁、炙草各三分〔2〕,红花豆大,右煎汤,下保和丸三十、抑青丸三十丸。(参见《名医类案》卷十一、《古今医案按》卷九、《医学纲目》卷三十四)

安人,白带下,月经甚多,食少倦怠,面黄,经中有如血块者,有如筋膜者。与参、术等补气血,调脾胃。后诸症皆退,唯带未止,以此主〔3〕之:芍药五钱,良姜三钱,黄皮〔4〕二钱,右各烧成灰,入椿皮末一两半,粥为丸,每下三十五粒。(参见《续名医类案》卷二十三、《医学纲目》卷三十四、《女科证治准绳》卷一)

陶遵道外姑,年七十,形瘦善唳,患白带。食前姜汤下大补丸

---

〔1〕 五灵脂末 《医学纲目》卷三十五、《女科证治准绳》卷四此下并有"一钱"二字。
〔2〕 各三分 "各""分"二字原缺,据《名医类案》卷十一、《古今医案按》卷九补。
〔3〕 主 原作"生",据《续名医类案》卷二十三、《医学纲目》卷三十四改。
〔4〕 黄皮 黄檗。

五十九三次,午膳及临睡时各与小胃丹十五丸,津下。(参见《续名医类案》卷二十三、《医学纲目》卷三十四)

乔汀妇人,产后尿不禁,面微浮,略发热见于午后。此膀胱为坐婆〔1〕所伤。耆三钱半,归身尾各一钱半,白术一钱,人参半钱,芍药一钱半,陈皮半钱,炙甘草些少,右作二帖服,食前热饮之。(参见《医学纲目》卷十四、《女科证治准绳》卷五)

七二孺人,产后胃寒〔2〕哭多,血再下,身振脉沉。归身、白术各三钱,陈皮、芎、生干姜、苓各一钱,炙草些少,右分二帖。(参见《名医类案》卷十一、《医学纲目》卷三十五、《女科证治准绳》卷五)

山辨妇人,三十余岁,生女二日后产户一物如手帕下,有二帕尖,约重一斤余。思此胎前因劳乏伤气成肝痿所致,却喜血不甚虚。其时岁暮天寒,恐冻干坏了,急与炙黄耆半钱,人参一钱,白术半钱,当归一钱半,升麻半钱,三帖,速与之服,即收上,得汗通身,乃安。但下裔〔3〕着席干者落一片,约五六两重,盖脂膜也。乃食进得眠,诊其脉皆涩,右略弦,视其形却实,与白术一钱,芍药一钱半,当归一钱半,陈皮一钱,生姜一片,煎二三帖以养之。(参见《名医类案》卷十一、《古今医统大全》卷九十二、《医学纲目》卷三十五、《女科证治准绳》卷五)

一妇人,产后阴户中下一物,如合钵状,有二脚。其夫来求治。予思之,此子宫也,必气血弱而下。遂用升麻、当归、黄耆大料二帖

---

〔1〕　坐婆　接生婆。
〔2〕　胃寒　《医学纲目》卷三十五、《女科证治准绳》卷五并作"冒寒"。
〔3〕　下裔　下边。

与之〔1〕。半日后，其夫复来，曰：服二次后觉响一声，视之，已收入阴户讫。但因经宿，干着席上，破一片如掌心大在席。其妻在室哭，恐肠破不可得生。予曰：此非肠胃行糟粕者也。肌肉破损，尚可复完。若气充盛，必可生满。遂用四物加人参一百帖，三年后复生子。（参见《丹溪心法》附录《丹溪翁传》《名医类案》卷十一、《古今医案按》卷九、《医学纲目》卷三十五、《女科证治准绳》卷五）

小儿疹痘三十六

亚玉，痘出两日，不甚透，食稍进，汗微出，热略减，但食物口中觉有恶味。此出迟，发未透，须蒸表之〔2〕。升麻、炙草、紫草、白术、陈皮、白芍（炒）各半钱，右作一帖，煎，与酒饮。白芍须炒者，见其大便虽出多却白，带溏滑。（参见《医学纲目》卷三十七、《幼科证治准绳》卷四）

男子，七岁，痘疹初出不透，毒气攻内，骨节作肿，两足不可直，瘢痕欠红活，腹浮而利〔3〕，小便赤少。归身、白术各一钱，陈皮、木通、犀角屑、人参、茯苓各半钱，炙甘草一分，右分二帖。（参见《名医类案》卷十二、《医学纲目》卷三十七、《幼科证治准绳》卷五）

勉奴，痘已出第三日，色淡不肯发，此气血俱虚。与此方，归身（酒浸）、白术（炒）各二钱，酒炙耆、人参、陈皮、煨诃子、煨豆蔻各一

---

〔1〕　与之　《丹溪心法》附录《丹溪翁传》《名医类案》卷十一、《古今医案按》卷九此下并有"仍用皮工之法，以五倍子作汤洗濯，皴其皮"一十七字。

〔2〕　蒸表之　《医学纲目》卷三十七、《幼科证治准绳》卷四并作"微微表之"四字。

〔3〕　腹浮而利　《医学纲目》卷三十七、《幼科证治准绳》卷五并作"脉浮而和"。

钱,炙甘草些少,右煎,入好酒些少,饮之。(参见《医学纲目》卷三十七、《幼科证治准绳》卷四)

勉奴,痘后渴,肚急,小便少,发热。白术、白芍、芎、陈皮、炙葛各五分,木通二分,炙草一分半。(参见《名医类案》卷十二、《医学纲目》卷三十七、《幼科证治准绳》卷六)

坦儿,痘疮余毒未散,食粟太早,补〔1〕住毒气。白术、枳壳、犀角各三钱,鼠粘子六钱,防风、甘草各半钱。(参见《医学纲目》卷三十七、《幼科证治准绳》卷六)

痘疮〔2〕,痒塌不靥〔3〕。白术一钱半,炙耆、片芩、陈皮各三钱,炙草些少。(参见《续名医类案》卷二十六、《医学纲目》卷三十七、《幼科证治准绳》卷六)

吴店子〔4〕,痘疮腹痛。桂、芍药各一钱,白术、当归各半钱,丁香三枚,右作一帖。(参见《医学纲目》卷三十七、《幼科证治准绳》卷六)

陈才儿,十九岁,出痘,有红斑,吐泻而渴。白术三钱,陈皮二钱,当归、茯苓、黄耆各钱半,苍术一钱,炙草、生姜、缩砂各钱半。(参

----

〔1〕 补 原作"缔",据《医学纲目》卷三十七、《幼科证治准绳》卷六改。

〔2〕 痘疮 此段文字似为陈述方药而非医案。按此段文字见《医学纲目》卷三十七,其后另有医案,兹录于下,以备参稽:"予治一子,七岁,痘将出未出之际,腹泄数行,其泄色黑,不发根窠,三日后痒塌,抓即黑色,口渴,其根窠如水疥状,不红泽,不起发,食少。脉浮数有力,按之虚。遂用参、耆、归、术、陈皮、肉豆蔻为君,炙甘草、诃子、桂为佐使,水煎熟,好酒些少,咽下痒立止,食立进,根窠红泽而起发,二服全愈。"

〔3〕 靥 收靥。

〔4〕 子 原缺,据《医学纲目》卷三十七、《幼科证治准绳》卷六补。

见《名医类案》卷十二、《医学纲目》卷三十七、《幼科证治准绳》卷五）

　　吴店小儿，周岁，痘疮白色甚痒。炙耆、人参各半钱，归、白芍各一钱，桂二钱，丁香两粒。（参见《医学纲目》卷三十七、《幼科证治准绳》卷六）

　　陈十妹，年三十余，出痘而有孕七个半月，大渴，不甚出透，寒热交作。此气血大虚。白术一钱半，人参、陈皮、归身、耆各一钱，炙甘草二分，姜二片，右酒水各半盏煎。（参见《名医类案》卷十二、《医学纲目》卷三十七、《幼科证治准绳》卷五）

　　女子，疟后出痘，血气俱虚，值冬寒，热易退，痘不出。耆一钱，酒归、陈皮、人参、桂枝、附子各五分，丁香五粒，炙草二分。（参见《医学纲目》卷三十七、《幼科证治准绳》卷四）

　　杨宅小娘，年十岁余，痘发不透，靥[1]落后骨节痛，食少，夜间或热。此余毒在内，虚劳难以疏导，于补中有通。归身、白术、陈皮、通草、黄耆各二钱，犀角、炙草各二分[2]，食前饮之。（参见《名医类案》卷十二、《医学纲目》卷三十七、《幼科证治准绳》卷五）

　　寄子，年五岁，痘后肚急。白术一钱，陈皮、木通各半钱，犀角、苏梗、白芷、炙甘草各二分。（又见"肿胀十"，参见《名医类案》卷十二、《医学纲目》卷三十七及三十八、《幼科证治准绳》卷六）

　　胡宅，痘痈发热。此血少有余毒也。陈皮、白术、归身、白芍各

〔1〕靥　原作"掩"，据《名医类案》卷十二、《医学纲目》卷三十七改。
〔2〕分　原缺，据《名医类案》卷十二补。

三钱,牛蒡(炒,研破)二钱,木通、犀角、生甘草节、川芎各一钱,右
分六帖,水盏半煎至小盏,食前稍热饮之。(参见《医学纲目》卷三
十七,《幼科证治准绳》卷五)

眼 目 三 十 七

杨三娘[1],赤眼,生膜如白星。秦皮、荆芥、归头各二钱,木
通、连翘、苏叶各三钱,甘草梢一钱,右分七帖,煎后入姜汁令辣,热
饮食前。(参见《医学纲目》卷十三)

妇人,患眼眵,不思食。四物汤加白术、陈皮、黄芩、连翘各等
份,右分六帖,食前热饮[2]。(参见《医学纲目》卷十三)

丈夫,患眼赤肿痛。连翘、黄芩、归须、陈皮、苍术各二钱,木通
一钱半,升麻一钱,炙草半钱,右分三帖,薄荷叶五片,水二盏煎一
半,入些好酒,热饮之。或加赤芍、决明子[3]少许。忌房事。(参
见《医学纲目》卷十三)

丈夫,因劳役后两眼生星,右边独昏。此热伤血。白术五钱,归
身尾、生地黄、木通、白芍各半钱,黄连(剉,好酒浸)、炒芩、炒檗各二
钱,炙甘草一钱,右分六帖,大热服。(参见《医学纲目》卷十三)

一男子,三十五岁,九月间早起,忽开眼无光,视物不见,就睡

---

[1] 杨三娘　此案见《医学纲目》卷十三,其方用秦皮、滑石、黄连、荆芥、归
头、赤芍药六味,用法为分四帖煎洗,并有"仍教其莫洗浴,止可洗脚"
语,可参阅。
[2] 食前热饮　《医学纲目》卷十三此下有"又灸合谷"四字。
[3] 决明子　"子"原作"明",据《医学纲目》卷十三改。

片时,却稍能见,然不辨其何人何物,饮食减半,神思困倦,已病五日。脉之缓大,四至之上,重按则散而无力。予作受湿处治,询知因卧湿地者半月得此。遂以白术为君,黄耆、茯苓、陈皮为臣,附子为使,十余帖愈。(参见《丹溪治法心要》卷一、《名医类案》卷七、《古今医案按》卷七、《医学纲目》卷十三、《杂病证治准绳》卷七)

一男子,年四十岁,形实,生平好饮热酒。忽一日早起,问其妻今日如何不开门窗,时已开了,盖眼无光,如不见也。诊其脉,两手皆涩,此因饮热酒有伤肺气,污浊血死其中而然。遂以苏木作汤,调人参膏饮之,至二昼夜,鼻及两手掌皆紫黑色。余曰:此病退,滞血行矣。遂安[1]。(参见《名医类案》卷七、《古今医案按》卷七、《医学纲目》卷十三、《杂病证治准绳》卷七)

一老人,病目暴不见物,他无所苦,起坐饮食如故。予曰大虚,急煎人参膏一斤,服二月[2]才见[3]。往他处,又二日,再往其家,见一医又与青礞石药一帖。予曰:今夜死矣,不治。夜半果死。(参见《丹溪心法》附录《丹溪翁传》、《名医类案》卷七、《古今医案按》卷七、《医学纲目》卷十三、《杂病证治准绳》卷七)

朱奶侄,两腮热肿。膈壅之病也。干葛、桔梗各一钱半,升麻一钱,苏叶半钱,炙甘草些少,姜一片。(参见《续名医类案》卷十六、《医学纲目》卷二十五、《杂病证治准绳》卷八)

---

[1] 遂安　《名医类案》卷七、《古今医案按》卷七、《杂病证治准绳》卷七并作"以四物加苏木、桃仁、红花、陈皮煎,调人参末服,数日而愈"二十二字。
[2] 月　《名医类案》卷七、《古今医案按》卷七、《医学纲目》卷十三并作"日"。
[3] 才见　《名医类案》卷七、《古今医案按》卷七并作"目稍有见"四字。

　　王四叔公,口疮,舌强多痰〔1〕。白术、甘草梢、黄连(炒)各一钱,人参、赤芍、生地黄、木通各半钱,瓜蒌子十二枚,右作一帖。(参见《医学纲目》卷二十、《外科证治准绳》卷三)

　　金尚五郎,耳肿痛,黄水出而臭。桔梗、麻黄、羌活、地黄各二钱,甘草、黄芩、木通各一钱半,右分三帖,热饮之。(参见《医学纲目》卷二十九)

　　冯官人,左耳鸣。此劳得之,法当补阴以镇坠之。生耆、人参各一两,当归、陈皮、茯苓各七钱,升麻五钱,酒檗、防风各二钱半,甘草一钱半,芍药(酒制),右分十帖,食前热服,服了去枕眠一觉。(参见《续名医类案》卷十七、《医学纲目》卷二十九)

　　妇人,患咽痛。桔梗、生甘草各半两,右分二帖,水二盏煎取小盏,稍热饮之,先与蚤休〔2〕细咽之。(参见《医学纲目》卷十五)

疮疡三十八 乳痈附

　　朱绍八官,右脚肿,生附骨痈,吃草药酒多,生膈热壅无力〔3〕。人参、黄连、茯苓各二钱,瓜蒌子四十八粒,右分二帖,入竹沥,热饮之。(参见《医学纲目》卷十八)

　　许宅妇人,二十以上〔4〕,脚跗肿痛,近日有毒疮。白术七钱,

---

〔1〕　痰　原作"疾",据《医学纲目》卷二十、《外科证治准绳》卷三改。
〔2〕　蚤休　原缺,据《医学纲目》卷十五补。
〔3〕　生膈热壅无力　《医学纲目》卷十八作"多生隔痰,热壅无力"八字。
〔4〕　以上　"以"原作"一",据《医学纲目》卷二十四改。

苍术、陈皮、犀角末、川芎各五钱〔1〕。（参见《医学纲目》卷二十四）

吕孺人，恶寒发热，腹上有小疽。此血分有热，与此药：白术七钱，川芎三钱，赤芍、连翘各二钱半，陈皮、防风、黄芩、木通各二钱半，生甘草半钱。（参见《续名医类案》卷三十一、《医学纲目》卷十八、《外科证治准绳》卷一）

王姑丈，七十，顶疽。脉实而稍大，此忧闷生热所为，当太阳经治之。归头二钱，酒檗一钱半，黄耆、羌活、酒芩、桔梗、酒地黄各一钱，酒连、连翘、防风、人参、陈皮、防己、泽泻、生甘草各八分。（参见《续名医类案》卷三十一、《医学纲目》卷十八、《外科证治准绳》卷一）

五八姊，六十，背生疮，脉弦大数，午后恶寒发热，食少。连翘、生耆各三钱，人参二钱半，陈皮、茯苓各半钱，砂仁三分，炙草二分，白术一钱，右作一帖。（参见《医学纲目》卷十八、《外科证治准绳》卷一）

朱郎，年四十余，恶寒发热，左腿内廉厥阴分生一肿毒。此是冷抑热，在于肝经血分。与此方：瓜蒌子、黄药子、赤芍药、归头、条芩、青皮各三分，皂角刺、生甘草节各一钱，右分四帖，煎取一盏，入忍冬藤汁二蛤壳，食前热饮，以忍冬藤渣付〔2〕肿上。（参见《续名医类案》卷三十一、《医学纲目》卷十八）

---

〔1〕　川芎五钱　《医学纲目》卷二十四此下有"连翘、木通、苏叶各三钱，甘草梢一钱，分七帖煎，后入姜汁令辣热，食前服"二十八字。

〔2〕　付　同"敷"。

权小娘，疟后右腿生疖，破后筋钓痛。脉虚而涩。询之，小便时痛处亦相应，宜与生血导热。川芎、归头各一钱，条芩、生地、赤芍、牛膝、黄檗、青皮（炒）、槟榔各半钱，通草、炙草、桂枝各三分，右食前热饮之，作一帖煎。（参见《医学纲目》卷十八、《外科证治准绳》卷二）

冯官人，因内有湿积，时食湿热[1]，右腿少阳分发疽疮如掌大，痒甚，两手脉洪缓略数，面目手足俱虚肿，腹中午前痞闷，午后肿[2]到两足则腹宽。白术、陈皮、连翘、牛犀、木通、苍术、黄芩、炒枳壳各半钱，甘草梢三分，研入姜汁。（参见《续名医类案》卷四、《医学纲目》卷二十四）

申明叔，年七十八。因壮年踏冷，患肾气疝痛，常服苍术、乌、附等药二十余年，疝气稍止，却患小便淋痛十又三年。其间又服朴硝、大黄诸治淋药，百方俱试，并无一效。至是年春，颈项带右边发一疽，连及缺盆，不能食，淋痛愈加，必须叫号，其淫溃脓血淋漓，精神困惫。时正六月，诊其脉，两手涩短，左微似弦状，轻重皆近五至。予谓此疮皆前乌、附积毒所发，此淋亦因前燥烈之药凝积滞血，畜满膀胱。沉涩脉为败血，短脉为血耗。遂令于溺后视之，有物如败脓有出否，视之果然。思之忍痛则伤血，叫嗥则伤气。遂先治淋，令多取杜牛膝，根茎叶同用，煎取浓汁，却煎四物，作大剂与服，三日后痛渐减，前所谓败脓者渐少，五七日后淋止，此时疮热亦定，盖四物汤能生血也。但饮食减少，疮未收敛耳，遂用人参、当归、黄耆、白术、四物大剂，以瓦器熬为膏，以陈皮、半夏、缩砂、木香

─────────────

[1] 时食湿热 《续名医类案》卷四、《医学纲目》卷二十四并作"兼时令湿热"五字。

[2] 肿 原缺，据《续名医类案》卷四、《医学纲目》卷二十四补。

煎取清汁，调约膏与饮之，遂渐能食，及一月而疮愈。（参见《名医类案》卷九、《古今医案按》卷六、《古今医统大全》卷七十一、《医学纲目》卷十四）

朱院君，三十余，久患瘾疹，身痹紫色。可与防风通圣散加牛蒡子，为极细末，每二钱，水二盏半入姜汁令辣，煎汤，食前热饮之。（参见《续名医类案》卷三十五、《医学纲目》卷二十、《外科证治准绳》卷五）

一人，患风丹，遍身痒，因酒得者。萍半两，防风、黄芩、羌活、归头各三钱，干葛、麻黄一钱，生甘草各半钱。（参见《医学纲目》卷二十、《外科证治准绳》卷五）

何小官人，生疮，小便黄〔1〕。通圣散一钱半，煎，下黄精丸。（参见《医学纲目》卷二十、《外科证治准绳》卷五）

杨三哥女，生疮，午后发热，日间恶寒，形削食少。白术三钱，连翘一钱〔2〕，煎〔3〕，下黄精丸三十丸。（参见《医学纲目》卷二十）

朱仁五官，近三十岁，旧有下疳疮，屡求治，以不能忌口却之〔4〕。一日头痛发热自汗，众作伤寒阳证治之，病反剧。予诊其脉弦甚，七至，重按则涩。予曰：此病在厥阴，而与证〔5〕不相应。

---

〔1〕　黄　原缺，据《医学纲目》卷二十、《外科证治准绳》卷五补。
〔2〕　一钱　原缺，据《医学纲目》卷二十补。
〔3〕　煎　原缺，据《医学纲目》卷二十补。
〔4〕　之　原作"于"，据《医学纲目》卷二十改。
〔5〕　证　原作"谨"，据《名医类案》卷一、《古今医案按》卷一改。

遂以小柴胡加龙胆草、黄连、胡黄连，带热服四帖，而病脱然[1]。
（参见《名医类案》卷一、《古今医案按》卷一、《医学纲目》卷二十、
《外科证治准绳》卷四）

　　杨孺人，乳肿痛。青皮、煨石膏（研入）各一钱，连翘、皂角刺
（切炒）、黄药子、归头各半钱，木通、生甘草各三分，右作一帖，入好
酒些少同煎，热饮之。别有药洗肿。（参见《续名医类案》卷三十
一、《医学纲目》卷十九、《外科证治准绳》卷三）

　　义二孺人，平时乳内有核结，不为痛，必为痈肿[2]，忽乳
边[3]又生一肿核，却有些痛。川芎、黄芩、木通、陈皮各四钱，人
参、茯苓各三钱，白芍、酒归头各一钱，炙甘草二钱，生甘草各一钱
半，右分二帖。（参见《续名医类案》卷三十一、《医学纲目》卷十九、
《外科证治准绳》卷三）

　　牛孺人，但经将行而乳肿，起先两日发热，口干而不渴，食少
减。脉左带数略弦，右却平。四物汤加陈皮、白术、茯苓，带热下与
点丸，临卧服。（参见《续名医类案》卷三十一、《医学纲目》卷十九、
《外科证治准绳》卷三）

　　许孺人，产后痔作疮，有个头如赤豆大，或下鲜血，或紫血，大
便疼，与黑神散，又多食肉大饱，湿热在大肠所为。郁李仁（去皮）、
麻仁、槐角各七钱，枳实、皂角仁各五钱，苍术、归尾、生地黄各三
钱，大黄（炒）一钱，右分六帖，其郁仁、皂角仁、麻仁另研。（参见

[1]　脱然　"脱"原作"胱"，据《医学纲目》卷二十改。
[2]　必为痈肿　此四字疑衍。
[3]　忽乳边　原作"位防"二字，据《续名医类案》卷三十一、《医学纲目》卷
　　十九补正。

《名医类案》卷八、《医学纲目》卷二十七）

　　胡云六朝奉，七十余，因瘫后误与荆芥、大黄，凉药〔1〕伤正气，以致恶血结聚，今则小便如淋，中满食少。以此治之：生耆三钱，人参、归头、白术各二钱，陈皮一钱，作一帖服，又生气散：缩砂三钱，红曲、檀香、木香各二钱，海金沙、白豆蔻、丁香各一钱，右分二帖，研桃仁十四枚，入生气药内同服。（参见《医学纲目》卷十四）

────────────

〔1〕 凉药　《医学纲目》卷十四作"等药"，从上读。

《丹溪医按》识语二则[1]

《丹溪医按》所载治证三十八,列条三百六十有六[2],乃元之金华朱先生彦修平日施治辄验,其门人戴院使原礼所辑以成书者也。院使授之吾县王立方氏,后致吴医之良者皆为先生之支委[3]。吾友费克明世医,出以假[4]予。谨详观其用药,皆中和平易,治证不专攻偏守,可谓得医家之王道者。遂挈之宦游北南,遇调摄失宜,或仆从有患,仓急莫获乎医,则依所著稍加扩之,投剂鲜有不取效也。亟叹先生济人之功无已焉,乌敢自秘?图梓溥传四方,君子有意于卫生,当考求之哉。

成化甲辰[5]如月朏[6]广东按察司佥事敕提学政前尚书仪部员外郎姑胥[7]张习[8]识

同治丙寅[9]孟夏[10],吴门海鸥生来,下榻余斋,出此相视,因嘱从弟镜湖手抄一过。其用法高妙,固非后人所易窥测,意当力索深思,或冀一悟云尔。

恐庵校并识

---

〔1〕《丹溪医案》识语二则原无,今新增。
〔2〕列条三百六十有六 按医案实数为三百四十六则。
〔3〕支委 树之枝杈为"支",水之下游为"委"。
〔4〕假 赠予。
〔5〕成化甲辰 明成化二十年,公元1484年。
〔6〕如月朏 二月初三日。如月,三月。朏,音 fěi,月未盛之明,后以称每月初三日。
〔7〕姑胥 即姑苏,苏州的古称。
〔8〕张习 明代画家,吴县(今苏州)人,字企翱,传世有《赠别图》。
〔9〕同治丙寅 清同治五年,公元1866年。
〔10〕孟夏 夏季第一个月。

中编·丹溪诸书医案

《格致余论》诸案

病之有本，犹草之有根也。去叶不去根，草犹在也。治病犹去草。病在脏而治腑，病在表而攻里，非惟戕贼胃气，抑且资助病邪，医云乎哉？族叔祖年七十，禀甚壮，形甚瘦，夏末患泄利，至深秋，百方不应。予视之，曰：病虽久而神不悴，小便涩少而不赤，两手脉俱涩而颇弦。自言膈[1]微闷，食亦减。因悟曰：此必多年沉积僻在胃肠。询其平生喜食何物，曰：我喜食鲤鱼，三年无一日缺。予曰：积痰在肺，肺为大肠之脏，宜大肠之本不固也。当与澄其源而流自清。以茱萸、陈皮、青葱、蓖苜根、生姜煎浓汤，和以沙糖，饮一碗许，自以指探喉中，至半时辰吐痰半升许如胶，是夜减半，次早又饮，又吐半升而利止。又与平胃散加白术、黄连，旬日而安。（出《格致余论·治病必求其本论》，参见《名医类案》卷四、《古今医案按》卷二、《古今医统大全》卷三十五、《医学纲目》卷四及卷二十三）

东阳王仲延，遇诸途，来告曰：我每日食物必屈曲，自膈而下，且硬涩作微痛，它无所苦，此何病？脉之，右甚涩而关尤沉，左却和。予曰：污血[2]在胃脘之口，气因郁而为痰，此必食物所致，明以告我。彼亦不自觉。予又曰：汝去腊食何物为多？曰：我每日必早饮点剁酒两三盏逼寒气。为制一方，用韭汁半银盏，冷饮，细呷之，尽韭叶半斤而病安。已而果然。（出《格致余论·治病必求其本论》，参见《名医类案》卷四、《古今医统大全》卷二十七、《医学纲目》卷二十二）

---

〔1〕膈　《医学纲目》卷二十三作"胸"。
〔2〕污血　瘀血。污，水不流。

又一邻人，年三十余，性狡而躁，素患下疳疮，或作或止。夏初患自利，膈上微闷。医与治中汤二帖，昏闷若死，片时而苏。予脉之，两手皆涩，重取略弦似数。予曰：此下疳疮之深重者。与当归龙荟丸去麝，四帖而利减。又与小柴胡去半夏，加黄连、芍药、川芎、生姜，煎五六帖而安。（出《格致余论·治病必求其本论》，参见《丹溪治法心要》卷六、《名医类案》卷四、《续名医类案》卷三十五、《古今医案按》卷二、《医学纲目》卷二十、《外科证治准绳》卷四）

人之为病有四，曰寒曰热，曰实曰虚，故学脉者亦必以浮沉迟数为之纲，以察病情，此不易之论也。然涩之见固多虚寒，亦有痼热为病者。医于指下见有不足之气象，便以为虚，或以为寒，孟浪[1]与药，无非热补，轻病为重，重病为死者多矣。何者？人之所藉以为生者，血与气也。或因忧郁，或因厚味，或因无汗，或因补剂，气腾血沸，清化为浊，老痰宿饮，胶固杂糅，脉道阻涩，不能自行，亦见涩状。若重取至骨，来似有力且带数，以意参之，于证验之，形气但有热证，当作痼热可也。此论为初学者发，圆机之士必以为赘。东阳吴子方，年五十，形肥味厚，且多忧怒，脉常沉涩。自春来得痰气病，医认为虚寒，率与燥热香窜之剂。至四月间，两足弱，气上冲，饮食减，召我治之。予曰：此热郁而脾虚，痿厥之证作矣。形肥而脉沉，未是死证。但药邪太盛，当此火旺，实难求生。且与竹沥下白术膏，尽二斤，气降食进，一月后大汗而死。书此以为诸贤覆辙戒云。（出《格致余论·涩脉论》，参见《名医类案》卷三、《古今医案按》卷八、《医学纲目》卷二十八）

予事老母，固有愧于古者，然母年逾七旬，素多痰饮，至此不作，节养有道，自谓有术。只因大便燥结，时以新牛乳、猪脂和糜粥

----

[1] 孟浪　卤莽粗率的样子。

中进之。虽以暂时滑利，终是腻物积多。次年夏时，郁为黏痰，发为胁疮，连日作楚，寐兴陨获〔1〕。为人子者，置身无地，因此苦思而得节养之说，时进参、术等补胃补血之药，随天令加减，遂得大腑不燥，面色莹洁，虽觉瘦弱，终是无病，老境得安，职此之由也。因成一方：用参、术为君，牛膝、芍药为臣，陈皮、茯苓为佐，春加川芎，夏加五味、黄芩、麦门冬，冬加当归身，倍生姜，一日或一帖或二帖。听〔2〕其小水才觉短少，便进此药，小水之长如旧，即是却病捷法。（出《格致余论·养老论》，参见《名医类案》卷九、《医学纲目》卷九）

后到东阳，因闻老何安人性聪敏，七十以后稍觉不快，便却粥数日，单进人参汤数帖而止，后九十余，无疾而卒。以其偶同，故笔之以求是正。（出《格致余论·养老论》，参见《医学纲目》卷九）

东阳张进士次子，二岁，满头有疮，一日疮忽自平，遂患痰喘。予视之，曰：此胎毒也，慎勿与解利药。众皆愕然。予又曰：乃母孕时所喜何物？张曰：辛辣热物，是其所喜。因口授一方：用人参、连翘、芎、连、生甘草、陈皮、芍药、木通，浓煎沸汤，入竹沥与之，数日而安。或曰：何以知之？曰：见其精神昏倦，病受得深，决无外感，非胎毒而何？（出《格致余论·慈幼论》，参见《名医类案》卷十二、《医学正传》卷八、《医学纲目》卷三十六）

予之次女，形瘦性急，体本有热，怀孕三月，适当夏暑，口渴思水，时发小热。遂教以四物汤加黄芩、陈皮、生甘草、木通，因懒于

---

〔1〕 寐兴陨获　谓日夜烦闷不安，精神不振。兴，起床。陨获，困迫失志的样子。

〔2〕 听　待。

煎煮，数帖而止。其后此子二岁，疮痍遍身，忽一日其疮顿愈，数日遂成痎疟。予曰：此胎毒也。疮若再作，病必自安。已而果然。若于孕时确守前方，何病之有？（出《格致余论·慈幼论》，参见《丹溪治法心要》卷七、《名医类案》卷十二、《医学纲目》卷三十六）

又陈氏女，八岁时得痫病，遇阴雨则作，遇惊亦作，口出涎沫，声如羊鸣。予视之，曰：此胎受惊也。其病深痼，调治半年，病亦可安，仍须淡味以佐药功。与烧丹元，继以四物汤入黄连，随时令加减，半年而安。（出《格致余论·慈幼论》，参见《名医类案》卷八及卷十二、《古今医案按》卷六、《医学纲目》卷三十六）

从子[1]六七岁时，患痘疮发热，微渴自利。一小方脉[2]视之，用木香散，每帖又增丁香十粒。予切疑[3]焉，观其出迟，固因自利而气弱，察其所下，皆臭滞陈积因肠胃热蒸而下也，恐非有寒而虚，遂急止之，已投一帖矣。继以黄连解毒汤加白术，与十帖，以解丁香之热，利止，疮亦出。其后肌常有微热而手足生痛疖，与凉剂调补，逾月而安。（出《格致余论·痘疮陈氏方论》，参见《丹溪治法心要》卷八、《名医类案》卷十二、《玉机微义》卷五十、《医学纲目》卷三十七、《幼科证治准绳》卷五）

又一男子，年十六七岁，发热而昏，目无视，耳无闻。两手脉皆豁大而略数，知其为劳伤矣。时里中多发痘者，虽不知人，与药则饮，与粥则食。遂教参、耆、当归、白术、陈皮大料浓煎与之，饮至三十余帖痘始出，又二十余帖则成脓泡，身无完肤。或曰：病势可

---

〔1〕　从子　侄子。
〔2〕　小方脉　古时医学十三科之一，此指儿科医生。
〔3〕　切疑　《医学纲目》卷三十七作"窃疑"。

畏,何不用陈氏全方治之? 余曰:此但虚耳,尤寒也。只守前方,又数十余帖而安。后询其病因,谓先四五日恐有出痘之病,遂极力樵采,连日出汗甚多,若用陈氏全方,宁无后悔? (出《格致余论·痘疮陈氏方论》,参见《丹溪治法心要》卷八、《名医类案》卷十二、《玉机微义》卷五十、《医学纲目》卷三十七、《幼科证治准绳》卷四)

气行脉外,血行脉内,昼行阳二十五度,夜行阴二十五度,此平人之造化也。得寒则行迟而不及,得热则行速而太过。内伤于七情,外伤于六气,则血气之运或迟或速而病作矣。彼痛风者,大率因血受热,已自沸腾,其后或涉冷水,或立湿地,或扇取凉,或卧当风,寒凉外抟,热血得寒,污浊凝涩,所以作痛。夜则痛甚,行于阴也。治法以辛热之剂流散寒湿,开发腠理,其血得行,与气相和,其病自安。然亦有数种治法稍异,谨书一二,以证予言。东阳傅文,年逾六十,性急作劳,患两腿痛甚,动则甚痛。予视之,曰:此兼虚证,当补血温血,病当自安。遂与四物汤加桃仁、陈皮、牛膝、生甘草,煎,入生姜,研潜行散,热饮三四十帖而安。(出《格致余论·痛风论》,参见《名医类案》卷八、《医学纲目》卷十二、《类方证治准绳》卷四)

又朱宅阃内[1],年近三十,食味甚厚,性躁急,患痛风挛缩数月,医祷不应。予视之,曰:此挟痰与气证,当和血疏气导痰,病自安。遂以潜行散入生甘草、牛膝、炒枳壳、通草、陈皮、桃仁、姜汁,煎服,半年而安。(出《格致余论·痛风论》,参见《名医类案》卷八、《医学纲目》卷十二、《类方证治准绳》卷四)

又邻鲍六,年二十余,因患血痢,用涩药取效。后患痛风,叫号

─────────

[1] 阃内　妻室。阃,音 kǔn,内室。

撼邻。予视之，曰：此恶血入经络证。血受湿热，久必凝浊，所下未尽，留滞隧道，所以作痛。经久不治，恐成偏枯。遂与四物汤加桃仁、红花、牛膝、黄芩、陈皮、生甘草，煎，入生姜，研潜行散，入少酒饮之数十帖，又与刺委中，出黑血近三合而安。（出《格致余论·痛风论》，参见《名医类案》卷八、《古今医案按》卷八、《医学纲目》卷十二、《杂病证治准绳》卷六）

前岁，宪佥[1]詹公禀甚壮，形甚强，色甚苍，年近六十，二月得痎疟，召我视之。知其饫[2]于醲肥者，告之曰：须远色食淡，调理浃月[3]，得大汗乃安。公不悦。一人从旁曰：此易耳，数日可安。与劫药三五帖，病退，旬日后又作，又与又退。绵延至冬，病犹未除，又来求治。予知其久得药，痰亦少，惟胃气未完，又天寒汗未透，遂以白术粥和丸，与二斤，令其遇饥时且未食，取一二百丸，以热汤下，只与白粥调养，尽此药，当大汗而安。已而果然。（出《格致余论·痎疟论》，参见《丹溪治法心要》卷一、《名医类案》卷三、《古今医案按》卷三、《玉机微义》卷七）

凡言治国者，多借医为喻，仁哉斯言也。真气，民也；病邪，贼盗也。或有盗贼，势须剪除而后已。良相良将，必先审度兵食之虚实与时势之可否，然后动。动涉轻妄，则吾民先困于盗，次困于兵，民困而国弱矣。行险侥幸，小人所为。万象森罗，果报昭显，其可不究心乎？请举一二以为凡例。永康吕亲[4]，形瘦色黑，平生喜

---

[1]　金宪　对都察院佥都御史之称。
[2]　饫　音 yù，饱食。
[3]　浃月　刚过一月。浃，满。
[4]　吕亲　吕姓亲戚，指朱丹溪的连襟吕汲，永康人，与朱丹溪同为许谦弟子。

酒，多饮不困，年近半百，且有别馆[1]。忽一日，大恶寒发战，且自言渴，却不饮。予诊其脉，大而弱，惟右关稍实略数，重取则涩。遂作酒热内郁，不得外泄，由表热而不虚也。黄耆一物，以干葛汤煎与之，尽黄耆二两，干葛一两，大得汗，次早安矣。（出《格致余论·病邪虽实胃气伤者勿使攻击论》，参见《丹溪治法心要》卷四、《名医类案》卷五、《古今医案按》卷四、《医学纲目》卷六、《杂病证治准绳》卷一）

又叶先生患滞下，后甚逼迫，正合承气证。予曰：气口虚，形虽实，而面黄稍白，此必平昔食过饱而胃受伤，宁忍一两日辛苦。遂与参、术、陈皮、芍药等补药十余帖，至三日后，胃气稍完，与承气两帖而安。苟不先补完胃气之伤而遽行承气，吾恐病安之后，宁免瘦惫乎？（出《格致余论·病邪虽实胃气伤者勿使攻击论》，参见《名医类案》卷四、《古今医案按》卷三、《古今医统大全》卷三十六、《医学纲目》卷二十三、《杂病证治准绳》卷六）

按：《古今医案按》卷三载录此案，叙述周详，兹录于下，以备参核：

叶先生[2]名仪，尝与丹溪俱从白云许先生学。其记病云：岁癸酉秋八月，予病滞下，痛作，绝不食饮，既而困惫，不能起床，乃以荐席及荐阙其中而听其自下焉。时朱彦修氏客城中，以发生[3]之好，日过视予，饮予药，但日服而病日增。朋游哗然议之，彦修弗顾也。浃旬，病益甚，痰室咽如絮，呻吟亘昼夜，私自虞，与二子诀，二子哭，道路相传谓予死矣。彦修闻之，曰：吁！此必传者之妄

---

[1]　别馆　别墅，此指私蓄姬妾之所。
[2]　叶先生　指叶仪，字景翰，元代金华人，与朱丹溪同为许谦弟子，有《南阳杂稿》。
[3]　友生　朋友。

也。翌日天甫明，来视予脉，煮小承气汤饮予，药下咽，觉所苦者自上下，凡一再行，意冷然[1]，越日遂进粥，渐愈。朋游因问彦修治法，答曰：前诊气口脉虚，形虽实而面黄稍白，此由平素与人接言多，多言者中气虚，又其人务竟已事，恒失之饿而伤于饱，伤于饱，其流为积，积之久，为此证。夫滞下之病，谓宜去其旧而新是图，而我顾[2]投以参、术、陈皮、芍药等补剂十余帖，安得不日以剧？然非浃旬之补，岂能当此两帖承气哉？故先补完胃气之伤，而后去其积，则一旦霍然矣。众乃敛衽[3]而服。

又一婢，色紫稍肥，性沉多忧，年近四十，经不行三月矣，小腹当中有一气块，初起如栗，渐如炊饼。予脉之，两手皆涩，重取却有。试令按其块，痛甚，扪之高半寸。遂与千金消石丸，至四五次，彼忽自言乳头黑且有汁，恐有娠。予曰：非也，涩脉无孕之理。又与三五帖，脉之，稍觉虚豁。予悟曰：药太峻矣。令止前药，与四物汤，倍加白术，佐以陈皮，至三十帖，候脉完[4]，再与消石丸，至四五次，忽自言块消一晕[5]，便令莫服。又半月，经行痛甚，下黑血半升，内有如椒核数十粒，乃块消一半。又来索药，以消余块。余晓之曰：勿性急，块已开矣，不可又攻，若次月经行，当尽消矣。次月经行，下少黑血块，又消一晕。又来问药。余曰：但守禁忌，至次月必消尽。已而果然。大凡攻击之药，有病则病受之，病邪轻而药力重，则胃气受伤。夫胃气者，清纯冲和之气也，惟与谷肉菜果相宜。盖药石皆是偏胜之气，虽参、耆辈为性亦偏，况攻击之药

---

〔1〕　意冷然　心神安宁。冷，静。
〔2〕　顾　仅仅。
〔3〕　敛衽　古时向人行礼要整理衣袖，以示恭敬。衽，衣袖。
〔4〕　完　《丹溪治法心要》卷七、《古今医案按》卷八并作"充"。
〔5〕　一晕　一圈。晕，日月周围的光圈，此为周回一圈。

乎？此妇胃气自弱，好血亦少，若块尽而却药，胃气之存者几希[1]矣。议论至此，医云乎哉？（出《格致余论·病邪虽实胃气伤者勿使攻击论》，参见《丹溪治法心要》卷七、《名医类案》卷五、《古今医案按》卷八、《古今医统大全》卷三十四、《医学纲目》卷二十五）

　　经曰诊脉之道，观人勇怯，肌肉皮肤，能知其情，以为诊法也。凡人之形，长不及短，大不及小，肥不及瘦；人之色，白不及黑，嫩不及苍，薄不及厚。而况肥人湿多，瘦人火多，白者肺气虚，黑者肾气足。形色既殊，脏腑亦异，外证虽同，治法迥别，所以肥人贵脉浮，瘦人贵脉沉，躁人疑脉缓，缓人疑脉躁，以其不可一概观也。试陈一二，可以例推。东阳陈兄，露筋，体稍长，患体虚而劳，头痛，至有诀别之言。余察其脉，弦而大带数。以人参、白术为君，川芎、陈皮为佐，至五六日未减，众皆讶之，以药之不对也。余曰：药力有次第矣，更少俟一二宿，当自安。忽其季[2]来问：何不少加黄耆？予笑不答。又经一宿，忽自言病顿愈。予脉之，觉指下稍盛。又半日，病者言膈上满，不觉饥，视其腹纹已隐矣。予曰：夜来药中莫加黄耆否？曰：然，止与三帖。遂速与二陈汤加厚朴、枳壳、黄连以泻其卫，三帖而安。（出《格致余论·治病先观形色然后察脉问证论》，参见《丹溪治法心要》卷三、《名医类案》卷五、《医学纲目》卷十五）

　　又浦江义门郑兄，年二十余，秋间大发热，口渴，妄言妄见，病似邪鬼。七八日后召我治，脉之，两手洪数而实，视其形肥，面赤带白，却喜露筋，脉本不实，凉药所致。此因劳倦成病，与温补药自安。曰：柴胡七八帖矣。以黄耆附子汤冷与之，饮三帖后，困倦鼾

――――――――
〔1〕希　少。
〔2〕其季　患者的弟弟。

睡,微汗而解,脉亦稍软。继以黄耆白术汤,至十日,脉渐收敛而小,又与半月而安。(出《格致余论·治病先观形色然后察脉问证论》,参见《丹溪心法》附录《丹溪翁传》、《丹溪治法心要》卷四、《名医类案》卷二及卷八、《古今医案按》卷六、《外科理例》卷三、《古今医统大全》卷八十、《医学纲目》卷三十一、《伤寒证治准绳》卷三、《外科证治准绳》卷三)

病而服药,须守禁忌,孙真人《千金方》言之详矣,但不详言所以守禁忌之由,敢陈其略,以为规戒。夫胃气者,清纯冲和之气,人之所赖以为生者也。若谋虑神劳,动作形苦,嗜欲无节,思想不遂,饮食失宜,药饵违法,皆能致伤。既伤之后,须用调补。恬不知怪,而乃恣意犯禁,旧染之证与日俱积,吾见医将日不暇给,而伤败之胃气无复完全之望,去死近矣。予族叔,形色俱实,痎疟又患痢,自恃强健能食,绝无忌惮。一日召予,曰:我虽病,却健而能食,但苦汗出耳,汝能止此汗否? 予曰:痎疟,非汗出不能愈也,可虑者正在健与能食耳。此非痢也,胃热善消,脾病不化,食积与病势已甚矣。此时节择饮食以养胃气,省出入以避风寒,候汗透而安。叔曰:世俗谓无饱死痢,我今能食,何谓可虑? 余曰:痢而能食者,知胃气未病也,故言不死,非谓恣食不节择者。不从所言,恣口大嚼,遇渴又多啖水果,如此者月余后,虽欲求治,不可著手矣。淹淹[1]又月余而死。《内经》以骄恣不伦[2]于理为不治之病,信哉! (出《格致余论·大病不守禁忌论》,参见《名医类案》卷三、《医学纲目》卷二十三)

又周其姓者,形色俱实,患痢,善食而易饥,大嚼不择者五日

---

[1] 淹淹　迟滞的样子
[2] 伦　符合。又,《史记·扁鹊仓公列传》作"论"。

矣。予责之曰：病中当调补自养，岂可滋味戕贼？遂教之只用熟萝卜吃粥耳，少与调治，半月而安。（出《格致余论·大病不守禁忌论》，参见《名医类案》卷四、《医学纲目》卷二十三）

血气者，身之神也。神既衰乏，邪因而入，理或有之。若夫血气两亏，痰客中焦，妨碍升降，不得运用，以致十二官各失其职，视听言动皆有虚妄，以邪治之，其人必死。吁哉冤乎！谁执其咎？宪幕〔1〕之子傅兄，年十七八，时暑月，因大劳而渴，恣饮梅浆，又连得大惊三四次，妄言妄见，病似邪鬼。诊其脉，两手皆虚弦而带沉数。予曰：数为有热，虚弦是大惊，又梅酸之浆郁于中脘，补虚清热，导去痰滞，病乃可安。遂与人参、白术、陈皮、茯苓、芩、连等浓煎汤，入竹沥、姜汁，与旬日，未效。众皆尤药之不审。余脉之，知其虚之未完与痰之未导也。仍与前方，入荆沥，又旬日而安。（出《格致余论·虚病痰病有似邪祟论》，参见《丹溪心法》附录《丹溪翁传》《丹溪治法心要》卷二、《名医类案》卷八、《古今医案按》卷六、《玉机微义》卷十九、《医学纲目》卷十六、《杂病证治准绳》卷五）

外弟〔2〕戚，岁一日醉饱后，乱言妄语妄见。询之，系伊亡兄附体，言生前事甚的〔3〕。乃叔在旁叱之。曰：非邪，食腥与酒太过，痰所为耳。灌盐汤一大碗，吐痰一二升，汗因大作，困睡一宵而安。（出《格致余论·虚病痰病有似邪祟论》，参见《丹溪治法心要》卷二、《名医类案》卷八、《玉机微义》卷十九、《医学纲目》卷十六、《杂病证治准绳》卷五）

---

〔1〕　宪幕　明清时高级官员（知府以上）的幕僚。
〔2〕　外弟　表弟。
〔3〕　的　确切。

又金氏妇,壮年,暑月赴筵归,乃姑[1]询其坐次失序,遂赧然自愧,因成此病,言语失伦,其中又多间一句曰奴奴[2]不是。脉皆数而弦。余曰:此非邪,乃病也。但与补脾清热导痰,数日当自安。其家不信,邀数巫者,喷水而咒之,旬余而死。或问曰:病非邪而邪治之,何遽至于死? 余曰:暑月赴宴,外境蒸热,辛辣适口,内境郁热,而况旧有积痰,加之愧闷,其痰与热何可胜言? 今乃惊以法尺[3],是惊其神而血不宁也;喷以法水[4],是审其体,密其肤,使汗不得泄也。汗不泄则蒸热内燔,血不得宁则阴消而阳不能独立也,不死何俟? 或曰:《外台秘要》有禁咒一科,庸可废乎? 予曰:移精变气乃小术耳,可治小病。若内有虚邪,外有实邪,当用正大之法,自有成式[5],昭然可考。然符水[6],惟膈上热痰,一呷凉水,胃热得之,岂不清快? 亦可取安。若内伤而虚,与冬严寒,符水下咽,必冰胃而致害。彼郁热在上,热邪在表,须以汗解。率得清冷,肤腠固密,热何由解? 必致内攻,阴阳离散,血气乖争,去死为近。(出《格致余论·虚病痰病有似邪祟论》,参见《丹溪治法心要》卷二、《名医类案》卷八、《玉机微义》卷十九、《医学纲目》卷十六、《杂病证治准绳》卷五、《女科证治准绳》卷二)

阳施阴化,胎孕乃成。血气虚损,不足荣养,其胎自堕。或劳怒伤情,内火便动,亦能堕胎。推原其本,皆因于热。火能消物,造化自然。《病源》乃谓风冷伤于子脏而堕,此未得病情者也。予见

---

〔1〕　姑　女子对丈夫母亲之称。
〔2〕　奴奴　犹"奴家",古时妇女的自称。
〔3〕　法尺　巫师作法时的一种法器。
〔4〕　法水　巫师作法时有喷水一法。
〔5〕　成式　规定的法式。
〔6〕　符水　巫师以符箓焚化于水中,或直接向水画符诵咒,迷信者以为可辟邪治病。

贾氏妇,但有孕,至三个月左右必堕。诊其脉,左手大而无力,重取则涩,知其少血也。以其妙年〔1〕,只补中气,使血自荣。时正初夏,教以浓煎白术汤,下黄芩末一钱,服三四十帖,遂得保全而生。因而思之,堕于内热而虚者,于理为多。曰热曰虚,当分轻重,好生之工,幸毋轻视。(出《格致余论·胎自堕论》,参见《丹溪治法心要》卷七、《名医类案》卷十一、《古今医案按》卷九、《医学正传》卷七、《玉机微义》卷四十九、《医学纲目》卷三十五、《女科证治准绳》卷四)

世之难产者,往往见于郁闷安佚之人,富贵奉养之家,若贫贱辛苦者无有也。方书止有瘦胎饮一论,而其方为湖阳公主〔2〕作也,实非极至之言。何者?见有此方,其难自若。予族妹,苦于难产,后遇胎孕,则触而去之,余甚悯焉。视其形肥而勤于针指,构思旬日,忽自悟曰:此正与湖阳公主相反。彼奉养之人,其气必实,耗其气使和平,故易产。今形肥,知其气虚;久坐,知其不运,而其气愈弱,胞胎因母气不能自运耳,当补其母之气,则儿健而易产。今其有孕至五六个月,遂于《大全方》紫苏饮加补气药,与十数帖,因得男而甚快。后遂以此方,随母之形色性禀,参以时令,加减与之,无不应者,因名其方曰大达生散。(出《格致余论·难产论》,参见《丹溪治法心要》卷七、《名医类案》卷十一、《古今医案按》卷九、《玉机微义》卷四十九、《医学纲目》卷三十五、《女科证治准绳》卷四)

常见尿胞因收生者不谨,以致破损而得淋沥病,遂为废疾。一

---

〔1〕 妙年　年轻。
〔2〕 湖阳公主　汉光武帝刘秀的姐姐,其事见《后汉书·董宣传》《后汉书·宋弘传》。湖阳公主难产,方士进瘦胎饮事,见《证类本草》卷十三引《杜壬方》。

日,有徐姓妇壮年得此。因思肌肉破伤,在外者且可补完,胞虽在腹,恐亦可治。遂诊其脉,虚甚。曰:难产之由,多是气虚,难产之后,血气尤虚,试与峻补。因以参、术为君,芎、归为臣,桃仁、陈皮、黄耆、茯苓为佐,而煎以猪羊胞中汤[1],极饥时饮之,但剂率[2]用一两,至一月而安。盖是气血骤长,其胞自完,恐稍迟缓,亦难成功。(出《格致余论·难产胞损淋沥论》,参见《丹溪治法心要》卷七、《名医类案》卷十一、《古今医案按》卷九、《玉机微义》卷五十、《医学正传》卷七、《古今医统大全》卷七十一、《医学纲目》卷十四、《杂病证治准绳》卷六、《女科证治准绳》卷五)

转胞病,胎妇之禀受弱者,忧闷多者,性急躁者,食味厚者,大率有之。古方皆用滑利疏导药,鲜有应效。因思胞为胎所堕,展在一边,胞系了戾[3]不通耳。胎若举起,悬在中央,胞系得疏,水道自行。然胎之坠下,必有其由。一日,吴宅宠人[4]患此,脉之,两手似涩,重取则弦,然左手稍和。余曰:此得之忧患。涩为血少气多,弦为有饮。血少则胞弱而不能自举,气多有饮,中焦不清而溢,则胞之[5]所避而就下,故坠。遂以四物汤加参、术、半夏、陈皮、生甘草、生姜,空心饮,随以指探喉中,吐出药汁,俟少顷气定,又与一帖,次早亦然,如是与八帖而安。此法未为的确,恐偶中耳。后又历用数人,亦效,未知果如何耶?仲景云:妇人本肥盛且举自满,全羸瘦且举空减,胞系了戾,亦致胞转。其义未详,必有能知之者。(出《格致余论·胎妇转胞病论》,参见《丹溪治法心要》卷七、

---

[1]　煎以猪羊胞中汤　《丹溪治法心要》卷七、《名医类案》卷十一、《医学纲目》卷十四并作"以猪羊胞煎汤熬药汁"九字。

[2]　率　全都。

[3]　了戾　萦回盘曲。

[4]　宠人　受宠爱的侍妾。

[5]　之　《丹溪治法心要》卷七、《女科证治准绳》卷四并作"知"。

《名医类案》卷十一、《续名医类案》卷二十四、《玉机微义》卷四十九、《医学正传》卷七、《古今医统大全》卷七十三、《医学纲目》卷十四、《杂病证治准绳》卷六、《女科证治准绳》卷四）

　　乳房，阳明所经；乳头，厥阴所属。乳[1]子之母，不知调养，怒忿所逆，郁闷所遏，厚味所酿，以致厥阴之气不行，故窍不得通而汁不得出。阳明之血沸腾，故热甚而化脓。亦有所乳之子膈有滞痰，口气焮热，含乳而睡，热气所吹，遂生结核。于初起时便须忍痛，揉令稍软，吮令汁透，自可消散。失此不治，必成痈疖。治法：疏厥阴之滞以青皮，清阳明之热细研石膏，行污浊之血以生甘草之节，消肿导毒以瓜蒌子，或加没药、青橘叶、皂角刺、金银花、当归，或汤或散，或加减随意消息，然须以少酒佐之。若加以艾火两三壮于肿处，其效尤捷。彼庸工喜于自炫，便用针刀，引惹拙痛，良可哀悯。若夫不得于夫，不得于舅姑[2]，忧怒郁闷，昕夕[3]积累，脾气消阻，肝气横逆，遂成隐核，如大棋子，不痛不痒，数十年后方为疮陷，名曰奶岩，以其疮形嵌凹似岩穴也，不可治矣。若于始生之际便能消释病根，使心清神安，然后施之以治法，亦有可安之理。予族侄妇，年十八时曾得此病，察其形脉稍实，但性急躁，伉俪自谐，所难者后姑耳。遂以本草单方青皮汤，间以加减四物汤，行以经络之剂，两月而安。（出《格致余论·乳硬论》，参见《丹溪治法心要》卷六、《医学纲目》卷十九、《外科证治准绳》卷三）

　　春，蠢[4]也，阳气升浮，草木萌芽，蠢然而动。前哲谓春时人

---

〔1〕乳　哺乳。
〔2〕舅姑　公婆。
〔3〕昕夕　终日。昕，音xīn，清晨日将出。
〔4〕蠢　虫行的样子。春季万物萌生，虫类蠢蠢而动，因称。

气在头〔1〕，有病宜吐。又曰伤寒大法，春宜吐〔2〕。宣之为言扬也，谓吐之法自上出也。今之世俗往往有疮痏者，膈满者，虫积者，以为不于春时宣泻以毒药，不可愈也，医者遂用牵牛、巴豆、大黄、枳壳、防风辈为丸，名之曰春宣丸，于二月三月服之，得下利而止。于初泻之时，脏腑得通，时暂轻快，殊不知气升在上，则在下之阴甚弱，而用利药戕贼其阴，其害何可胜言？况仲景用承气汤等下药，必有大满大实坚，有燥屎、转矢气、下逼迫而无表证者，方行此法。可下之证未悉具，犹须迟以待之。泄利之药，其可轻试乎？余伯考〔3〕形肥骨瘦，味厚性沉，五十岁轻于听信，忽于三月半赎〔4〕春宣丸一帖，服之下两三行，每年率以为常。至五十三岁时，七月初炎热之甚，无病暴死。此岂非妄认春宣为春泻而致祸耶？自上召下曰宣，宣之一字吐也明矣。张子和先生已详论之，昔贤岂妄言哉？详之审订无疑。后之死者又有数人，愚故表而出之，以为后人之戒。（出《格致余论·春宣论》，参见《古今医统大全》卷三、《医学纲目》卷九）

　　六阳经、六阴经之分布周身，有多气少血者，有少气多血者，有多气多血者，不可一概论也。若夫要害处，近虚怯薄处，前哲已曾论及，惟分经之言未闻也。何则？诸经惟少阳、厥阴经之生痈疽理宜预防，以其多气少血。其血本少，肌肉难长，疮久未合，必成死证。其有不思本经少血，遽用驱毒利药，以伐其阴分之血，祸不旋

〔1〕　春时人气在头　《素问·诊要经终论》：“五月六月，天气盛，地气高，人气在头。”
〔2〕　“伤寒大法”句　《备急千金要方》卷九：“大法春宜吐，凡服吐药，中病便止，不必尽剂也。”
〔3〕　伯考　对已故伯父之称。
〔4〕　赎　音 shù，购买。

踵矣。请述一二成败之迹，以告来者。余从叔父[1]，平生多虑，质弱神劳，年近五十，忽左膊外侧廉上起一小红肿，大约如栗。予视之，曰：慎勿轻视，且先与人参大料作汤，得二三斤为好。人未之信，谩[2]进小帖数服，未解而止。旬余，值大风拔术，疮上起一道红如线，绕至背胛，直抵右肋。予曰：必大料人参，少加当归、川芎、陈皮、白术等补剂与之。后与此方，两阅月而安。（出《格致余论·痈疽当分经络论》，参见《丹溪治法心要》卷六、《名医类案》卷九、《续名医类案》卷三十一、《外科理例》卷五、《玉机微义》卷十五、《医学纲目》卷十八、《外科证治准绳》卷一）

　　按：《医学纲目》卷十八载录此案，叙述周详，兹录于下，以备参核：

　　予族叔父，平生多虑，质弱神劳，年近五十，忽右膊外侧廉上生结核，身微寒热而易怒，食味颇厚。脉之，俱浮大弦数，而重似涩。予曰：此多虑而忧，伤血，时在初秋，勿轻视之，宜急补以防变证，以人参一斤作膏，下以竹沥。病者吝费，招一外科，以十宣、五香散相间与服。旬日后，一日大风拔术，病者发热，神思不佳。急召予视之，核稍高硕，似有脓，于中起一红线，延过肩后，斜走绕背脊，过入右胁下，不痛，觉肩背重而急迫，食有呕意，脉同前，但弦多耳。急作人参膏，入芎、术、生姜汁饮之，用人参三斤，疮溃脓干。又与四物汤加参、术、陈皮、甘草、半夏、生姜，百余帖而安。

　　又东阳李兄，年逾三十，形瘦肤厚，连得忧患，又因作劳，且过于色，忽左腿外侧廉上一红肿，其大如栗。一医问其大腑坚实，与

---

〔1〕 从叔父　父亲的叔伯兄弟。
〔2〕 谩　通"漫"，随意。

承气两帖下之，不效。又一医教与大黄、朱砂、生粉草、麒麟竭[1]，又二三帖。半月后召予视之，曰：事去矣[2]。（出《格致余论·痈疽当分经络论》，参见《丹溪治法心要》卷六、《续名医类案》卷三十三、《玉机微义》卷十五、《外科理例》卷一及卷五、《古今医统大全》卷八十、《医学纲目》卷十八、《外科证治准绳》卷一）

又一李兄，年四十余，而面稍白，神甚劳，忽胁下生一红肿如桃。一人教用补剂，众笑且排，于是流气饮、十宣散杂而进之。旬余，召予视之，予曰：非惟不与补药，抑且多得解利，血气俱惫矣。已而果然。或曰：太阳经非多血少气者乎？何臀痈之生，初无甚苦，往往间有不救者，吾子[3]其能治之乎？予曰：臀居小腹之后，而又在其下，此阴中之阴也。其道远，其位僻，虽曰多血，气运不到，气既不利，血亦罕来。中年之后不可生痈，才有痛肿，参之脉证，但见虚弱，便与滋补，血气无亏，可保终吉。若用寻常驱热拔毒纾气[4]之药，虚虚之祸，如指诸掌。（出《格致余论·痈疽当分经络论》，参见《名医类案》卷九、《续名医类案》卷三十一、《外科理例》卷一、《古今医统大全》卷八十、《医学纲目》卷十八、《外科证治准绳》卷一）

心肺，阳也，居上；肝肾，阴也，居下；脾居中，亦阴也，属土。经曰：饮食入胃，游溢精气，上输于脾，脾气散精，上归于肺，通调水道，下输膀胱，水精四布，五经并行[5]。是脾具坤静之德，而有乾

---

[1] 麒麟竭　即血竭。
[2] 事去矣　《续名医类案》卷三十三此下有"后果殁"三字。
[3] 吾子　对对方的尊称，一般用于男子之间。
[4] 纾气　解除郁结之气。纾，解除。
[5] "饮食入胃"句　语出《素问·经脉别论》。

健之运〔1〕，故能使心肺之阳降，肾肝之阴升，而成天地交之泰〔2〕，是为无病之人。今也七情内伤，六淫外侵，饮食不节，房劳致虚，脾土之阴受伤，转输之官失职，胃虽受谷，不能运化，故阳自升，阴自降，而成天地不交之否〔3〕。于斯时也，清浊相混，隧道壅塞，气化浊血瘀郁而为热。热留而久，气化成湿，湿热相生，遂成胀满，经曰鼓胀是也，以其外虽坚满，中空无物，有似于鼓。其病胶固，难以治疗，又名曰蛊，若虫侵蚀，有蛊之义。验之治法，理宜补脾，又须养肺金以制木，使脾无贼邪之虑，滋肾水以制火，使肺得清化之令，却盐味以防助邪，断妄想以保母气，无有不安。医不察病起于虚，急于作效，炫能希〔4〕赏，病者苦于胀急，喜行利药，以求一时之快。不知宽得一日半日，其肿愈甚，病邪甚矣，真气伤矣，去死不远。古方惟禹余粮丸，又名石中黄丸，又名紫金丸，制肝补脾，殊为切当，亦须随证，亦须顺时，加减用之。余友俞仁叔，儒而医，连得家难，年五十得此疾，自制禹余粮丸服之。予诊其脉，弦涩而数。曰：此丸新制，锻炼之火邪尚存，温热之药太多，宜自加减，不可执方。俞笑曰：今人不及古人，此方不可加减。服之一月，口鼻见血色，骨立而死。（出《格致余论·鼓胀论》，参见《名医类案》卷四、《玉机微义》卷二十六、《古今医统大全》卷三十、《医学纲目》卷二十四）

又杨兄，年近五十，性嗜好酒，病疟半年，患胀病，自察必死，来

〔1〕"是脾具坤静之德"句　脾胃容受水谷，犹土能载物，因称有"坤顺之德"；脾胃运化水谷而化生气血，犹天行健运，因称有"乾健之运"。坤静、乾健，皆本《周易·坤卦·象传》。

〔2〕泰　《周易》泰卦卦形为坤上乾下，表示阴可升，阳可降，天地交通，因称"泰"。

〔3〕否　《周易》否卦卦形为乾上坤下，表示阳不降，阴不升，天地阻隔，因称"否"。

〔4〕希　谋取。

求治。诊其脉，弦而涩，重则大，疟未愈，手足瘦而腹大，如蜘蛛状。予教以参、术为君，当归、川芎、芍药为臣，黄连、陈皮、茯苓、厚朴为佐，生甘草些少，作浓汤饮之，一日定三次。彼亦严守戒忌，一月后疟因汗而愈，又半年小便长而胀愈。中间虽稍有加减，大意只是补气行湿。（出《格致余论·鼓胀论》，参见《丹溪治法心要》卷三、《名医类案》卷四、《古今医案按》卷五、《玉机微义》卷二十六、《古今医统大全》卷三十、《医学纲目》卷二十四）

　　又陈氏，年四十余，性嗜酒，大便时见血，于春间患胀，色黑而腹大，其形如鬼。诊其脉，数而涩，重似弱〔1〕。予以四物汤加黄连、黄芩、木通、白术、陈皮、厚朴、生甘草，作汤与之，近一年而安。一补气，一补血〔2〕，余药大率相出入，皆获安以保天寿〔3〕。或曰：气无补法，何子补气而获安，果有说以通之乎？予曰：气无补法，世俗之言。以气之为病，痞闷壅塞，似难于补，恐增病势。不思正气虚者不能运行，邪滞所著而不出，所以为病。经曰壮者气行则愈，怯者著而成病〔4〕，苟或气怯不用补法，气何由行？或曰：子之药审则审矣，何效之迟也？病者久在床枕，必将厌子之迂而求速效者矣。予曰：此病之起，或三五年，或十余年，根深矣，势笃矣，欲求速效，自求祸耳。知王道〔5〕者能治此病也。或曰：胀病将终不可与利药耶？予曰：灼知其不因于虚，受病亦浅，脾胃尚壮，积滞不痼而又有可下之证，亦宜略与疏导。若援张子和浚川散、禹功

---

〔1〕　重似弱　《丹溪心法》附录《丹溪翁传》此下有"告曰：此得之嗜酒，嗜酒则血伤，血伤则脾土之阴亦伤，胃虽受谷，不能以转输，故阳升阴降而否矣"三十八字。

〔2〕　"一补气"句　指此上"杨兄"用补气获愈案和"陈氏"用四物汤获愈案。

〔3〕　天寿　天年。典出《史记·楚世家》。

〔4〕　"壮者气行则愈"句　语本《素问·经脉别论》。

〔5〕　王道　古时称以仁义治理天下、以德政安抚臣民为"王道"。

丸为例,行迅攻之策,实所不敢。(出《格致余论·鼓胀论》,参见《丹溪心法》附录《丹溪翁传》《丹溪治法心要》卷三、《名医类案》卷四、《古今医案按》卷五、《玉机微义》卷二十六、《古今医统大全》卷三十、《医学纲目》卷二十四)

　　无子之因,多起于妇人。医者不求其因起于何处,遍阅古方,惟秦桂丸〔1〕,其辞确,其意专,用药温热,近乎人情,欣然授之,锐然服之,甘受燔灼之祸,犹且懵然不悔。何者? 阳精之施也,阴血能摄之,精成其子,血成其胞,胎孕乃成。今妇人之无子者,率由血少不足以摄精也。血之少也,固非一端,然欲得子者,必须补其阴血,使无亏欠,乃可推其有余,以成胎孕,何乃轻用热剂,煎熬脏腑,血气沸腾,祸不旋踵矣。或曰:春气温和,则万物发生;冬气寒凛,则万物消殒。非秦桂丸之温热,何由得子脏温暖而成胎耶? 予曰:《诗》言妇人和平,则乐有子〔2〕,和则气血不乖,平则阴阳不争。今得此药,经血转紫黑,渐成衰少,或先或后,始则饮食骤进,久则口苦而干,阴阳不平,血气不和,疾病蜂起,焉能成胎? 纵使成胎,生子亦多病而不寿,以秦桂丸之耗损天真之阴也。戒之慎之。郑廉使〔3〕之子,年十六,求医曰:我生七个月患淋病,五日七日必一发,其发也大痛,扪地叫天,水道方行,状如漆如粟者约一盏许,然后定。诊其脉,轻则涩,重则弦,视其形瘦而稍长,其色青而苍,意其父必因多服下部药,遗热在胎,留于子之命门而然。遂以紫雪和黄檗细末,丸梧子大,晒十分干,而与二百丸作一服,率以热汤下,以食物压之。又经半日,痛大作,连腰腹,水道乃行,下如漆和粟者

〔1〕　秦桂丸　出《妇人大全良方》卷九,方用秦艽、桂心、杜仲、防风、厚朴、附子、白茯苓、白薇、干姜、沙参、牛膝、半夏、人参、细辛等十四味,丸服,主治妇人无子。
〔2〕　"妇人和平"句　语出《诗经·周南·芣苢》毛传。
〔3〕　廉使　元代对肃政廉访使之称。

一大碗许,其病减十分之八。后张子忠以陈皮一两,桔梗、木通各半两,作一帖与之,又下漆粟者一合许,遂安。父得燥热,且能病子,况母得之者乎?余书此以证东垣红丝瘤之事。(出《格致余论·秦桂丸论》,参见《名医类案》卷十二、《古今医案按》卷十、《推求师意》卷上、《玉机微义》卷二十八、《古今医统大全》卷七十一、《医学纲目》卷三十六、《幼科证治准绳》卷一及卷二、《杂病证治准绳》卷六)

　　经曰:恶寒战栗,皆属于热。又曰:禁栗如丧神守,皆属于火。恶寒者,虽当炎月,若遇风霜,重绵在身,自觉凛凛。战栗,禁栗动摇之貌。如丧神守,恶寒之甚。《原病式》曰:病热甚而反觉自冷,此为病热,实非寒也。或曰:往往见有得热药而少愈者何也?予曰:病热之人,其气炎上,郁为痰饮,抑遏清道,阴气不升,病热尤甚,积痰得热,亦为暂退,热势助邪,其病益深。或曰:寒热如此,谁敢以寒凉与之,非杀之而何?予曰:古人遇战栗之证,有以大承气下燥粪而愈者,恶寒战栗明是热证,但有虚实之分耳。经曰阴虚则发热,夫阳在外,为阴之卫,阴在内,为阳之守,精神外驰,嗜欲无节,阴气耗散,阳无所附,遂致浮散于肌表之间而恶热也,实非有热,当作阴虚治之而用补养之法可也。或曰:恶寒非寒,宜用寒药,恶热非热,宜用补药,甚骇耳目,明示我之法可乎?予曰:进士周本道,年逾三十,得恶寒病[1],服附子数日而病甚,求予治。诊其脉,弦而似缓。予以江茶入姜汁、香油些少,吐痰一升许,减绵大半[2]。周甚喜。予曰:未也。燥热已多,血伤亦深,须淡食以养胃,内观以养神,则水可生而火可降。彼勇于仕进,一切务外,不守

　〔1〕　得恶寒病　《丹溪心法》附录《丹溪翁传》此下有"虽暑亦必以绵蒙其首"九字。
　〔2〕　减绵大半　《丹溪治法心要》卷四此下有"乃与防风通圣散去大黄、芒硝,加地黄,百余帖而安"二十字。

禁忌。予曰：若多与补血凉药，亦可稍安。内外不静，肾水不生，附毒必发。病安后，官于婺城，巡夜冒寒，非附子不可疗，而性怕生姜，只得以猪腰子作片煮附子，与三帖而安。予曰：可急归。知其附毒易发，彼以为迂，半年后果发背而死。（出《格致余论·恶寒非寒病恶热非热病论》，参见《局方发挥》、《丹溪心法》附录《丹溪翁传》、《丹溪治法心要》卷四、《名医类案》卷一、《古今医案按》卷四、《古今医统大全》卷十六、《医学纲目》卷六）

又司丞叔，平生脚自踝以下常觉热，冬不可加绵于上，常自言曰我禀质壮，不怕冷。予曰：此足三阴之虚，宜早断欲事，以补养阴血，庶乎可免。笑而不答。年方五十，患痿，半年而死。观此二人〔1〕，治法盖可知矣。或曰：伤寒病恶寒恶热者亦是虚耶？予曰：若病伤寒者，自外入内，先贤论之详矣。（出《格致余论·恶寒非寒病恶热非热病论》，参见《名医类案》卷三、《玉机微义》卷九、《医学纲目》卷二十八、《杂病证治准绳》卷一）

经曰肠胃为市〔2〕，以其无物不有，而谷为最多，故谓之仓，若积谷之室也。倒者，倾去积旧而涤濯，使之洁净也。胃居中属土，喜容受而不能自运者也。人之饮食，遇适口之物，宁无过量而伤积之乎？七情之偏，五味之厚，宁无伤于冲和之德乎？糟粕之余，停痰瘀血，互相纠缠，日积月深，郁结成聚，甚者如核桃之穰〔3〕，诸般奇形之虫，中宫不清矣，土德不和也。诚于中形于外发，为瘫痪，为劳瘵，为蛊胀，为癫疾，为无名奇病。先哲制为万病丸、温白丸等剂，攻补兼施，寒热并用，期中病情，非不工巧，然不若倒仓之为便

---

〔1〕　此二人　指"进士周本道"和"司丞叔"。
〔2〕　肠胃为市　语本《素问·刺禁论》。
〔3〕　穰　通"瓤"。

捷也。以黄牡牛[1]择肥者买一二十斤，长流水煮糜烂，融入汤中为液，以布滤出渣滓，取净汁，再入锅中，文火熬成琥珀色则成矣。每饮一钟，少时又饮，如此者积数十钟。寒月则重汤温而饮之。病在上者欲其吐多，病在下者欲其利多，病在中者欲其吐下俱多，全在活法而为之缓急多寡也。须先置一室，明快而不通风者，以安病人。视所出之物可尽病根则止。吐利后或渴，不得与汤，其小便必长，取以饮病者，名曰轮回酒，与一二碗，非惟可以止渴，抑且可以涤濯余垢。睡一二日，觉饥甚，乃与粥淡食之，待三日后始与少菜羹自养。半月觉精神焕发，形体轻健，沉疴悉安矣。其后须五年忌牛肉。吾师许文懿，始病心痛，用药燥热香辛，如丁、附、桂、姜辈，治数十年而足挛痛甚，且恶寒而多呕，甚而至于灵砂、黑锡、黄芽、岁丹，继之以艾火十余万，又杂治数年而痛甚，自分[2]为废人矣，众工亦技穷矣。如此者又数年，因其烦渴恶食者一月，以通圣散与半月余，而大腑逼迫后重，肛门热气如烧，始时下积滞如五色烂锦者，如柏烛油凝者，近半月而病似退，又半月而略思谷，而两足难移，计无所出。至次年三月，遂作此法，节节如应，因得为全人，次年再得一男，又十四年以寿终。其余与药一妇人，久年脚气，吐利而安[3]。（出《格致余论·倒仓论》，参见《名医类案》卷六、《续名医类案》卷十六、《医学纲目》卷三及卷二十二、《杂病证治准绳》卷二及卷四）

又镇海万户[4]萧伯善公，以便浊而精不禁，亲与试之[5]，有

〔1〕 牡牛　公牛。
〔2〕 自分　自料。
〔3〕 "其余与药一妇人"句　《格致余论·倒仓论》穿插医案四则，患者依次为许文懿、一妇人、萧伯善、临海林兄，以说明倒仓法的应用，《医学纲目》卷三并予载录，则"其余与药一妇人"句实为另一医案。
〔4〕 万户　元代世袭官职。
〔5〕 亲与试之　亲自为之应用倒仓法。

效。(出《格致余论·倒仓论》,参见《名医类案》卷五、《古今医案按》卷六、《古今医统大全》卷七十、《医学纲目》卷三、《杂病证治准绳》卷六)

又临海林兄,患久嗽吐红,发热消瘦,众以为瘵,百方不应。召予视之,脉两手弦数,日轻夜重,计无所出。亦因此而安〔1〕,时冬月也,第二年得一子。(出《格致余论·倒仓论》,参见《名医类案》卷五、《古今医案按》卷四、《医学纲目》卷三)

呃,病气逆也,气自脐下直冲,上出于口而作声之名也。《书》〔2〕曰火炎上〔3〕,《内经》曰诸逆冲上,皆属于火,东垣谓火与元气不两立,又谓火气之贼也〔4〕。古方悉以胃弱言之而不及火,且以丁香、柿蒂、竹茹、陈皮等剂治之,未审孰为降火,孰为补虚。人之阴气,依胃为养。胃土伤损,则木气侮之矣,此土败木贼也。阴为火所乘,不得内守,木挟相火乘之,故直冲清道而上。言胃弱者,阴弱也,虚之甚也。病人见此,似为死证,然亦有实者,不可不知,敢陈其说。赵立道,年近五十,质弱而多怒。七月炎暑,大饥索饭,其家不能急具,因大怒。两日后得滞下病,口渴,自以冷水调生蜜饮之,甚快,滞下亦渐缓。如此者五七日,召予视,脉稍大不数。遂令止蜜水,渴时但令以人参、白术煎汤,调益元散与之,滞下亦渐收。七八日后觉倦甚,发呃,予知其因下久而阴虚也,令其守前药,然滞下尚未止,又以炼蜜饮之。如此者三日,呃犹未止,众皆尤药之未当,将以姜、附饮之。予曰:补药无速效,附子非补阴者,服之必死。众曰:冷水饭多,得无寒乎?予曰:炎暑如此,饮凉非寒,勿多疑,待以日数,力到当自止。又四日而呃止,滞下亦安。(出《格

〔1〕 因此而安　因使用倒仓法而痊愈。
〔2〕 《书》　指《尚书》,儒家经典之一。
〔3〕 火炎上　语本《尚书·洪范》。
〔4〕 "火与元气不两立"句　语本《脾胃论·饮食劳倦所伤始为热中论》。

致余论·呃逆论》,参见《名医类案》卷四、《古今医案按》卷三、《玉机微义》卷三十六、《古今医统大全》卷三十六、《医学纲目》卷二十二、《杂病证治准绳》卷三)

又陈择仁,年近七十,厚味之人也,有久喘病,而作止不常。新秋患滞下,食大减,至五七日后呃作。召予视,脉皆大豁。众以为难。予曰:形瘦者尚可为。以人参白术汤下大补丸以补血,至七日而安。此二人者,虚之为也。(出《格致余论·呃逆论》,参见《名医类案》卷四、《古今医案按》卷三、《玉机微义》卷三十六、《古今医统大全》卷二十七、《医学纲目》卷二十二、《杂病证治准绳》卷三)

又一女子,年逾笄[1],性躁味厚,暑月因大怒而呃作,每作则举身跳动,神昏不知人。问之,乃知暴病。视其形气俱实,遂以人参芦煎汤,饮一碗,大吐顽痰数碗,大汗,昏睡一日而安。人参入手太阴,补阳中之阴者也,芦则反尔,大泻太阴之阳。女子暴怒气上,肝主怒,肺主气,经曰怒则气逆[2],气因怒逆,肝木乘火侮肺,故呃大作而神昏。参芦喜吐,痰尽气降而火衰,金气复位,胃气得和而解。麻黄发汗,节能止汗。谷[3]属金,糠之性热;麦属阳,麸之性凉。先儒谓物物具太极[4],学者其可不触类而长引而伸之[5]乎?(出《格致余论·呃逆论》,参见《名医类案》卷四、《古今医案按》卷三、《玉机微义》卷三十六、《古今医统大全》卷二十七、《医学

---

[1] 笄 音jī,指笄礼,古时女子十五岁行笄礼,将头发绾成髻,以簪插定,表示成年。

[2] 怒则气逆 语出《素问·举痛论》。

[3] 谷 稻谷。

[4] 物物具太极 谓凡物皆阴阳合一而蕴含太极之理。宋代黎靖德《朱子语类》卷四:"物物具一太极,则是理无不全也。"

[5] 触类而长引而伸之 《周易·系辞上》:"引而伸之,触类而长之,天下之能事毕矣。"

纲目》卷二十二、《杂病证治准绳》卷三）

《局方发挥》诸案

浦江郑兄，年近六十，奉养受用之人也。仲夏久患滞下，而又犯房劳，忽一晚正走厕间，两手舒撒，两眼开而无光，尿自出，汗如雨，喉如拽锯，呼吸甚微，其脉大而无伦次无部位，可畏之甚[1]。余适在彼，急令煎人参膏，且与灸气海穴，艾炷如小指大，至十八壮右手能动，又三壮唇微动，参膏亦成，遂与一盏，至半夜后尽三盏，眼能动，尽二斤，方能言而索粥，尽五斤而利止，十斤而安。（出《局方发挥》，参见《丹溪心法》附录《丹溪翁传》、《丹溪治法心要》卷一、《名医类案》卷一及卷四、《古今医案按》卷一、《古今医统大全》卷四十九、《医学纲目》卷十七）

夫噎病生于血干。夫血，阴气也，阴主静，内外两静，则脏腑之火不起而金水二气有养，阴血自生，肠胃津润，传化合宜，何噎之有？因触类而长，曾制一方，治中年妇人，以四物汤加和白陈皮、留尖桃仁、生甘草、酒红花，浓煎，入驴尿饮，以防其或生虫也，与数十帖而安。（出《局方发挥》，参见《名医类案》卷四、《续名医类案》卷十四、《玉机微义》卷二十五、《医学纲目》卷二十二）

又台州治一匠者，年近三十，勤于工作而有艾妻，且喜酒，其面白，其脉涩，重则大而无力。乃令谢去工作，卧于牛家，取新温牛乳细饮之，每顿尽一杯，一昼夜可饮五七次，尽却食物，以渐而至八九次，半月大便润，月余而安。然或口干，盖酒毒未解，间饮甘蔗汁少许。（出《局方发挥》，参见《丹溪手镜》卷下、《名医类案》卷四、《古

---

[1] 可畏之甚　《丹溪治法心要》卷一此下有"此阴先亏而阳暴绝也"九字。

今医案按》卷五、《玉机微义》卷二十五、《古今医统大全》卷二十七、《医学纲目》卷二十二）

按：《医学纲目》卷二十二载录此案，叙述周详，兹录于下，以备参核：

台州一木匠，年二十七，勤于任务，而性巧慧，有一艾妻，且喜酒，病反胃者半载，其面白，其脉涩而不匀，重取则大而弱，大便八九日方通一次，粪皆燥结如羊屎，甚羸乏无力。予谓精血耗竭也，先与甘蔗汁煎六君子汤，加附子、大黄与之。伺大便稍润，令谢去任务，卧于牛家，取新温牛乳细饮之，每顿尽一杯，一昼夜可五六次，以渐而至七八次，其余菜果粥饭皆不入口，半月而大便润，月余而安。然或口干，盖酒毒未解，间饮甘蔗汁少许，近两月而安矣。

进士周本道，年近四十，得恶寒证，服附子数日而病甚，求余治。诊其脉弦而似缓，遂以江茶入姜汁、香油些少，吐痰一升许，减绵大半。又与通圣散去麻黄、大黄、芒硝，加当归、地黄，百余帖而安。（出《局方发挥》，参见《格致余论·恶寒非寒病恶热非热病论》、《丹溪心法》附录《丹溪翁传》、《丹溪治法心要》卷四、《名医类案》卷一、《古今医案按》卷四、《医学纲目》卷六）

又一色目妇人，年近六十，六月内常觉恶寒战栗，喜啖热御绵，多汗如雨，其形肥肌厚。已服附子二十余，但浑身痒甚。两手脉沉涩，重取稍大，知其热甚而血虚也。以四物汤去川芎，倍地黄，加白术、黄耆、炒檗、生甘草、人参，每帖二两重。方与一帖，腹大泄，目无视，口无言，予知其病热深而药无反佐之过也。仍取前药熟炒与之，盖借火力为向导，一帖利止，四帖精神回，十帖病全安。（出《局方发挥》，参见《名医类案》卷五、《古今医案按》卷四、《医学纲目》卷六、《杂病证治准绳》卷一）

又蒋氏妇，年五十余，形瘦面黑，六月喜热恶寒。两手脉沉而涩，重取似数。以三黄丸，下以姜汁，每三十粒，三十帖微汗而安。（出《局方发挥》，参见《名医类案》卷五、《古今医案按》卷四、《医学纲目》卷六、《杂病证治准绳》卷一）

泄痢之病，水谷或化或不化，并无努责，惟觉困倦。若滞下则不然，或脓或血，或脓血相杂，或肠垢，或无糟粕，或糟粕相混，虽有痛不痛大痛之异，然皆里急后重，逼迫恼人。考之于经，察之于证，似乎皆热证实证也。余近年涉历，亦有大虚大寒者，不可不知，敢笔其略，以备采览。余从叔，年逾五十，夏间患滞下病，腹微痛，所下褐色，后重频并，谷食大减，时有微热。察其脉，皆弦而涩，似数而稍长，却喜不甚浮大，两手相等，视其神气大减。余曰：此非滞下，忧虑所致，心血亏，脾气弱耳。遂与参、术为君，当归身、陈皮为臣，川芎、炒白芍药、茯苓为佐使，时暄热甚，加少黄连，与两日而安。（出《局方发挥》，参见《脉因证治》卷二、《名医类案》卷四、《古今医案按》卷三、《玉机微义》卷五、《古今医统大全》卷三十六、《医学纲目》卷二十三）

梅长官，年三十余，奉养厚者。夏秋间患滞下，腹大痛。有人教服单煮干姜，与一帖，痛定，少顷又作，又与又定，由是服干姜至三斤。八日后，予视之，左脉弦而稍大似数，右脉弦而稍大减〔1〕，亦似数，重取之似紧。余曰：此必醉饱后吃寒冷太过，当作虚寒治之。因其多服干姜，遂教四物汤去地黄，加人参、白术、陈皮、酒红花、茯苓、桃仁，煎，入生姜汁饮之，至一月而安。（出《局方发挥》，参见《脉因证治》卷二、《名医类案》卷四、《古今医案按》卷三、《玉机微义》卷五、《古今医统大全》卷三十六、《医学纲目》卷二十三）

---

〔1〕　稍大减　《名医类案》卷四、《古今医案按》卷三、《医学纲目》卷二十三并作"大稍减"。

金氏妇，年近四十，秋初尚热，患滞下，腹但隐痛，夜重于昼，全不得睡，食亦稍减，口干不饮，已得治痢灵砂一帖矣。余视之，两手脉皆涩，且不匀，神思倦甚，饮食全减。因与四物汤，倍加白术为君，以陈皮佐之，与十数帖而安。（出《局方发挥》，参见《名医类案》卷四、《玉机微义》卷五、《医学纲目》卷二十三）

妇人以血为主，血属阴，易于亏欠，非善调摄者，不能保全也。余方是否，姑用置之，若神仙聚宝丹，则有不能忘言[1]者。其方治血海虚寒，虚热盗汗，理宜补养，琥珀之燥，麝香之散，可以用乎？面色痿黄，肢体浮肿，理宜导湿，乳香、没药固可治血，可以用乎？胎前产后，虚实不同，逐败养新，攻补难并，积块坚癥，赤白崩漏，宜于彼者必防于此，而欲以一方通治乎？世人以其贵细温平，又喜其常服可以安神去邪，令人有子，殊不知积温成热，香窜散气，服者无不被祸。自非五脏能言，医者终不知觉，及至变生他病，何曾归咎此丹？余侄女，形色俱实，以得子之迟，服此药，背上发痈，证候甚危。余诊其脉，散大而涩[2]。急以加减四物汤百余帖补其阴血，幸其质厚，易于收救。质之薄者，悔将何及？（出《局方发挥》，参见《丹溪治法心要》卷七、《名医类案》卷十、《续名医类案》卷二十三、《医学纲目》卷三十四、《外科证治准绳》卷四）

《本草衍义补遗》诸案

曾见中年一妇人，因多子，于月内服铅丹二两，四肢冰冷强直，食不入口。时正仲冬，急服理中汤加附子，数帖而安。（出《本草衍义补遗·铅丹》）

---

〔1〕不能忘言　谓不能不说。
〔2〕散大而涩　《丹溪治法心要》卷七作"数大而涩"。

《丹溪心法》诸案

肥人中风，口㖞，手足麻木，左右俱作痰治。贝母、瓜蒌、南星、荆芥、防风、羌活、黄檗、黄芩、黄连、白术、陈皮、半夏、薄桂、甘草、威灵仙、天花粉。多食湿面，加附子、竹沥、姜汁，酒一匙行经。（出《丹溪心法》卷一，参见《丹溪治法心要》卷一、《名医类案》卷一、《古今医案按》卷一、《医学纲目》卷十）

一妇，手足左瘫，口不能语，健啖〔1〕。防风、荆芥、羌活、南星、没药、乳香、木通、茯苓、厚朴、桔梗、麻黄、甘草、全蝎，右为末，汤酒调下，不效。时春脉伏，渐以淡盐汤、虀汁，每早一碗，吐五日，仍以白术、陈皮、茯苓、甘草、厚朴、菖蒲，日二帖。后以川芎、山栀、豆豉、瓜蒂、绿豆粉、虀汁、盐汤吐之，吐甚快，不食，后以四君子汤服之，以当归、酒芩、红花、木通、粘子、苍术、姜南星、牛膝、茯苓为末，酒糊丸，服十日后，夜间微汗，手足动而能言。（出《丹溪心法》卷一，参见《丹溪治法心要》卷一、《名医类案》卷一、《古今医案按》卷一、《医学纲目》卷十）

一人，瘫左。酒连、酒芩、酒檗、防风、羌活、川芎、当归各半两，南星、苍术、人参各一两，麻黄、甘草各三钱，附子三片，右丸如弹子大，酒化下。（出《丹溪心法》卷一，参见《丹溪治法心要》卷一）

一人，体肥中风。先吐，后以药：苍术、南星、酒芩、酒檗、木通、茯苓、牛膝、红花、升麻、厚朴、甘草。（出《丹溪心法》卷一，参见

---

〔1〕 健啖　《丹溪治法心要》卷一同，《名医类案》卷一、《古今医案按》卷一并作"健有痰"三字。

《丹溪治法心要》卷一、《名医类案》卷一）

孙郎中，因饮水过多，腹胀，泻痢带白。苍术、白术、厚朴、茯苓、滑石，右咬咀，水煎，下保和丸。又云：加炒曲、甘草。（出《丹溪心法》卷二，参见《金匮钩玄》卷一、《名医类案》卷四、《古今医统大全》卷三十六、《医学纲目》卷二十三）

小儿八岁，下痢纯血。作食积治，苍术、白术、黄芩、滑石、白芍、茯苓、甘草、陈皮、神曲（炒），右咬咀，水煎，下保和丸。（出《丹溪心法》卷二，参见《丹溪治法心要》卷八、《金匮钩玄》卷一、《名医类案》卷四、《医学正传》卷三、《古今医统大全》卷三十六）

一老人，奉养太过，饮食伤脾，常常泄泻，亦是脾泄。黄芩（炒）半两，白术（炒）二两，白芍（酒拌炒）、半夏（炮）各一两，神曲（炒）、山楂（炒）各一两半，右为末，青荷叶包饭烧熟，研，丸如梧子大，食前白汤下。（出《丹溪心法》卷二，参见《丹溪治法心要》卷二、《金匮钩玄》卷一、《名医类案》卷四、《续名医类案》卷七、《古今医统大全》卷三十五、《医学纲目》卷二十三）

一老人，年七十，面白，脉弦数，独胃脉沉滑。因饮白酒作痢，下血淡[1]脓水，腹痛，小便不利，里急后重。参、术为君，甘草、滑石、槟榔、木香，苍术为佐，下保和丸二十五丸。第二日前证俱减，独小便不利，以益元散与之，安。（出《丹溪心法》卷二，参见《丹溪治法心要》卷二、《金匮钩玄》卷一、《名医类案》卷四、《续名医类案》卷七、《古今医案按》卷三、《古今医统大全》卷三十六、《医学纲目》卷二十三）

---

〔1〕淡　通"痰"。

治一人风热痰嗽，南星、海粉〔1〕各二两，半夏一两，青黛、黄连、瓜蒌了、石碱、萝卜子各半两，皂角炭、防风各三钱，右为末，神曲糊丸服。（出《丹溪心法》卷二）

肺痿治法，在乎养血养肺，养气清金。曾治一妇人，二十余岁，胸膺间一窍，口中所咳脓血与窍相应而出。以人参、黄耆、当归补气血之剂加退热排脓等药而愈。（出《丹溪心法》卷二，参见《丹溪治法心要》卷六、《名医类案》卷十、《古今医统大全》卷九十二、《外科证治准绳》卷二）

一男子，年二十三岁，因酒〔2〕发热。用青黛、瓜蒌仁，入姜汁，每日数匙入口中，三日而愈。（出《丹溪心法》卷三，参见《丹溪治法心要》卷四、《金匮钩玄》卷二、《名医类案》卷二、《医学纲目》卷五）

一妇人，恶寒。用苦参、赤小豆各一钱，为末，齑〔3〕水调服，探吐之后，用川芎、南星、苍术、酒炒黄芩为末，曲糊丸，服五六十丸，白汤下。冬月，芩减半，加姜汁调，曲煮糊丸。（出《丹溪心法》卷三，参见《丹溪治法心要》卷四、《金匮钩玄》卷二、《名医类案》卷五、《古今医案按》卷四、《医学纲目》卷六、《杂病证治准绳》卷一）

治妇人血块如盘，有孕，难服峻剂。香附（醋煮）四两，桃仁（去皮）、白术各一两，海粉（醋煮）二两，右为末，神曲糊丸。（出《丹溪心法》卷三，参见《丹溪治法心要》卷七、《金匮钩玄》卷三、《名医类

---

〔1〕　海粉　《丹溪治法心要》卷一作"海石"。
〔2〕　因酒　《名医类案》卷二作"酒肉"。
〔3〕　齑　音 jī，捣碎的姜、蒜、韭菜等。

案》卷五、《医学纲目》卷二十五、《女科证治准绳》卷四）

　　一妇人，足胫肿〔1〕。红花、牛膝（俱酒洗）、生芐、黄檗、苍术、南星、草龙胆、川芎。（出《丹溪心法》卷三，参见《丹溪治法心要》卷五、《金匮钩玄》卷二、《名医类案》卷六、《古今医案按》卷七）

　　有筋动于足大指上，至大腿近腰结了。乃因奉养厚，遇风寒，宜四物汤加酒芩、红花、苍术、南星、生姜煎服。（出《丹溪心法》卷三，参见《丹溪治法心要》卷五、《金匮钩玄》卷二、《续名医类案》卷十九、《古今医统大全》卷五十九、《医学纲目》卷十四）

　　一妇人，年近六十，形肥，奉养膏粱，饮食肥美。中焦不清，浊气流入膀胱，下注白浊，白浊即湿痰也。用二陈去痰，加升麻、柴胡升胃中清气，加苍术去湿，白术补胃，全在活法。服四帖后，浊减大半，却觉胸满，因柴胡、升麻升动胃气，痰阻满闷，又用本汤加炒曲、白术、香附。素无痰者，虽升动不满也。（出《丹溪心法》卷三，参见《金匮钩玄》卷二、《名医类案》卷五、《古今医案按》卷六、《古今医统大全》卷七十二、《医学纲目》卷二十九）

　　张子元，血气虚，有痰白浊，阴火痛风〔2〕。人参一两，白术、熟芐、黄檗（炒黑）各二两，山药、海石、南星各一两，锁阳半两，干姜（烧灰）半两（取其不走），败龟版（酒炙）二两，右为末，粥丸，一云酒糊丸。（出《丹溪心法》卷四，参见《丹溪治法心要》卷四、《金匮钩玄》卷二、《名医类案》卷五、《医学正传》卷四、《医学纲目》卷十二）

---

〔1〕　足胫肿　《丹溪治法心要》卷五作"足痛肿"。
〔2〕　"有痰白浊"句　《丹溪治法心要》卷四"白浊"作"便浊"，《名医类案》卷五作"有痰，痛风时作，阴火间起，小便白浊，或赤带下"一十八字。

　　一人，头风鼻塞〔1〕。南星、苍术、酒芩、辛夷、川芎，右为末，茶调。（出《丹溪心法》卷四，参见《丹溪治法心要》卷三）

　　一人，脉涩，心脾常痛。白术一两，半夏一两，苍术、枳实、神曲、香附、茯苓、台芎各半两，右为末，神曲糊丸。（出《丹溪心法》卷四，参见《丹溪治法心要》卷三）

　　一老人，腹痛，年高不禁下者。用川芎、苍术、香附、白芷、干姜、茯苓、滑石之类。（出《丹溪心法》卷四，参见《金匮钩玄》卷二、《名医类案》卷六、《医学纲目》卷二十二）

　　一人，疝痛作，腹内块痛止，疝痛止，块痛作。三棱、莪术（醋煮）、炒曲、姜黄、南星各一两，山楂二两，木香、沉香、香附各三钱，黄连（用茱萸炒，去茱萸，用五钱净），萝卜子、桃仁、山栀、枳核（炒）各半两，右为末，姜汁浸蒸饼为丸。（出《丹溪心法》卷四，参见《丹溪治法心要》卷五）

　　予尝治一人，病后饮水，患左丸痛甚。灸大敦穴，适有摩腰膏，内用乌、附、丁香、麝香，将与摩其囊上横骨端〔2〕，火温帛覆之，痛即止，一宿肿亦消。（出《丹溪心法》卷四，参见《丹溪治法心要》卷五、《名医类案》卷六、《续名医类案》卷二十、《古今医案按》卷三、《杂病证治准绳》卷六、《推求师意》卷下）

　　予旧有柑橘积，后因山行饥甚，遇橘、芋，食之，橘动旧积，芋复

〔1〕　鼻塞　《丹溪治法心要》卷三此下有"涕下"二字。
〔2〕　横骨端　《丹溪治法心要》卷五、《续名医类案》卷二十并作"抵横骨端"四字。

滞气，即时右丸肿大，寒热。先服调胃剂一二贴，次早注神，思[1]气至下焦，呕逆，觉积动吐，复吐后和胃气、疏通经络而愈。（出《丹溪心法》卷四，参见《丹溪治法心要》卷五、《名医类案》卷六、《古今医案按》卷三、《推求师意》卷下、《古今医统大全》卷六十、《杂病证治准绳》卷六）

　　按：《古今医案按》卷三载录此案，叙述周详，兹录于下，以备参核：

　　丹溪曰：余壮年啖柑橘过多，积成饮癖，在右肋下，因不复啖。一日，山行大劳饥渴，遇橘、芋，食之，橘动旧积，芋复滞气，即时右丸肿大，寒热交作。因思脾肺皆主右，故积饮滞气下陷，太阴、阳明之经筋俱伤，其邪从而入于囊中，著在睾丸而为肿胀。戴人有言：病分上下治。同是木郁为疝，在下则不可吐，必当从下引而竭之。然窃念病有不同，治可同乎？今以饥劳伤脾，脾气下陷，必升举之，则胃气不复下陷，积乃可行。若用药下之，恐重陷胃气也。先服调胃药一二帖，次早注神，使气至下焦，呕逆而上，觉肋下积动到中焦，则吐而出之，吐后癫肿减半。次早复吐，吐后和胃气，疏经络，二三日愈。凡用此法治酒伤与饮水注右丸肿者，大效。

　　一人，病眼，至春夏便发[2]，当作郁治。黄芩（酒浸）、南星（姜制）、香附（童便浸）、苍术（童便浸）各二两，川芎（便浸）两半，山栀（炒）一两，草龙胆（酒浸）、陈皮、连翘、萝卜子（蒸）、青黛各半两，柴胡三钱，右为末，神曲糊丸。（出《丹溪心法》卷四，参见《丹溪治法心要》卷六、《续名医类案》卷十七）

---

〔1〕　思　《丹溪治法心要》卷五、《古今医案按》卷三并作"使"。
〔2〕　发　原脱，据《丹溪治法心要》卷六、《续名医类案》卷十七补。

　　一妇,年七十,形实性急而好酒,脑生疽,才五日[1],脉紧急且涩。急用大黄酒煨细切,酒拌炒,为末,又酒拌人参炒,入姜煎,调一钱重,又两时再与,得睡而上半身汗,睡觉[2]病已失。(出《丹溪心法》卷五,参见《丹溪手镜》卷下、《脉因证治》卷三、《名医类案》卷九、《外科理例》卷二、《古今医统大全》卷八十一、《医学纲目》卷十八、《外科证治准绳》卷一)

　　又一男子,年五十,形实色黑,背生红肿,及胛骨下痛,其脉浮数而洪紧,食亦呕。正冬月,与麻黄桂枝汤,加酒黄檗、生附、栝蒌子、甘草节、羌活、青皮、人参、黄芩、半夏、生姜,六帖而消。(出《丹溪心法》卷五,参见《丹溪手镜》卷下、《脉因证治》卷三、《名医类案》卷十、《外科理例》卷五、《医学纲目》卷十八、《外科证治准绳》卷一)

　　治环跳穴痛不已,防生附骨疽,以苍术佐黄檗之辛,行以青皮,冬月加桂枝,夏月加条子芩,体虚者加牛膝,以生甘草为使,大料煎,入姜汁带辣,食前饮之。病深者,恐术、柏、桂枝十数帖发不动,加少麻黄,二三帖不动,恐痛将成矣,急掘地坑,以火煅红,沃以小便,赤体坐其上,以被席围抱下截,使热气熏蒸,腠理开,气血畅而愈。(出《丹溪心法》卷五,参见《丹溪心法治要》卷六、《金匮钩玄》卷二、《外科理例》卷五、《医学正传》卷六、《医学纲目》卷十二)

　　一人,肛门生疖,久不收口,有针窍三孔,劳力则有脓。黄耆、条芩、连翘、秦艽,右为末,神曲糊为丸。(出《丹溪心法》卷五,参见《丹溪治法心要》卷五、《续名医类案》卷三十三)

―――――――――

[1]　才五日　《名医类案》卷九、《医学纲目》卷十八并作"十五日"。
[2]　睡觉　睡醒。觉,音 juě。

一妇人,十九岁,气实,多怒事不发,一日忽大叫而欲厥,盖痰闭于上,火起于下而上冲。始用香附五钱,生甘草三钱,川芎七钱,童便、姜汁煎服,又用青黛、人中白、香附末为丸,稍愈不除。后用大吐,乃安。吐后用导痰汤加姜炒黄连、香附、生姜,煎,下龙荟丸。(出《丹溪心法》卷五,参见《丹溪治法心要》卷一及卷六、《古今医案按》卷五)

浙省平章〔1〕,南征闽粤还,病反胃,医以为可治。翁诊其脉,告曰:公之病不可言也。即出,独告其左右曰:此病得之惊后而使内〔2〕,火木之邪相挟,气伤液亡,肠胃枯损,食虽入而不化。食既不化,五脏皆无所禀,去此十日死。果如言。(出《丹溪心法》附录《丹溪翁传》,参见《丹溪心法》附录《故丹溪先生朱公石表辞》、《续名医类案》卷六)

郑义士家一少年,秋初病热,口渴而妄语,两颧火赤,医作大热治。翁诊之,脉弱而迟,告曰:此作劳后病温,惟当服补剂自已。今六脉皆搏手,必凉药所致。竟以附子汤啜之,应手而瘥。(出《丹溪心法》附录《丹溪翁传》,参见《丹溪心法》附录《故丹溪先生朱公石表辞》)

权贵人以微疾来召,见翁至,坐中堂自如。翁诊其脉,不与言而出。使诘之,则曰:公病在死法中,不出三月,且入鬼录,顾犹有骄气耶? 后果如期死。(出《丹溪心法》附录《丹溪翁传》,参见《丹溪心法》附录《故丹溪先生朱公石表辞》)

---

〔1〕　平章　即"平章政事",元代中书省和行中书省丞相的副职。
〔2〕　使内　性交委婉说法。

一男子，病小便不通，医治以利药，益甚。翁诊之，右寸颇弦滑。曰：此积痰病也，积痰在肺。肺为上焦，而膀胱为下焦，上焦闭则下焦塞，譬如滴水之器〔1〕，必上窍通而后下窍之水出焉。乃以法大吐之，吐已，病如失。（出《丹溪心法》附录《丹溪翁传》，参见《名医类案》卷九、《古今医案按》卷六、《玉机微义》卷二十八、《古今医统大全》卷七十一、《医学纲目》卷四及卷十四）

一妇人，病不知，稍苏，即号叫数四而复昏。翁诊之，肝脉弦数而且滑。曰：此怒心所为，盖得之怒而强酒也。诘之，则不得于夫，每遇夜，引满自酌解其怀。翁治以流痰降火之剂，而加香附以散肝分之郁，立愈。（出《丹溪心法》附录《丹溪翁传》，参见《名医类案》卷三、《古今医案按》卷三）

一妇人，产后有物不上如衣裾，医不能喻。翁曰：此子宫也，气血虚，故随子而下。即与黄耆、当归之剂，而加升麻举之，仍用皮工之法〔2〕，以五倍子作汤洗濯，皱其皮，少选〔3〕，子宫上。翁慰之曰：三年后可再生儿，无忧也。如之。（出《丹溪心法》附录《丹溪翁传》，参见《医学纲目》卷四）

一贫妇，寡居病癫，翁见之恻然，乃曰：是疾世号难治者，不守禁忌耳。是妇贫而无厚味，寡而无欲，庶几可疗也。即自具药疗之，病愈后，复投四物汤数百，遂不发动。（出《丹溪心法》附录《丹溪翁传》，参见《丹溪心法》卷四、《金匮钩玄》卷一、《名医类案》卷九、《玉机微义》卷四十、《医学正传》卷六、《古今医统大全》卷九、

〔1〕　滴水之器　又名"水滴"，古时代文具名，储水以供磨墨之用。
〔2〕　皮工之法　疑为用布带托举子宫之意。
〔3〕　少选　片刻。

《医学纲目》卷十一）

按：《丹溪心法》卷四、《金匮钩玄》卷一载录此案，议论病机周详，兹录《丹溪心法》卷四所载于下，以备参核：

大风病，是受得天地间杀物之风。古人谓之疠风者，以其酷烈暴悍可畏耳。人得之者，须分在上在下。夫在上者，以醉仙散取臭涎恶血于齿缝中出，在下者，以通天再造散取恶物陈虫于谷道中出。所出虽有上下道路之殊，然皆不外乎阳明一经。治此病者，须知此意。看其疙瘩与疮，若上先见者上体多者，在上也，若下先见者下体多者，在下也，上下同得者，在上复在下也。阳明经，胃与大肠也，无物不受。此风之入人也，气受之则在上多，血受之则在下多，气血俱受者甚重，自非医者神手，病者铁心，罕有免此。夫或从上，或从下，以渐而来者，皆是可治之病。人见病势之缓，多忽之，虽按此法施治，病已全然脱体，若不能绝味绝色，皆不免再发，再发则终不救矣。某曾治五人矣，中间唯一妇人得免，以其贫甚且寡，无物可吃也。余四人，三两年后皆再发。孙真人云：吾尝治四五百人，终无一人免于死。非孙真人不能治也，盖无一人能守禁忌耳。此妇人本病外，又是百余帖加减四物汤，半年之上，方得月经行，十分安愈。

《丹溪治法心要》诸案

一人，中风。贝母、瓜蒌、南星、半夏、酒连、酒芩、酒檗、防风、荆芥、羌活、薄桂、威灵仙。（出《丹溪治法心要》卷一）

一肥人，口㖞手瘫，脉有力。南星、半夏、薄桂、威灵仙、酒芩、酒檗、天花粉、贝母、荆芥、瓜蒌、白术、陈皮、生姜、甘草、防风、羌活、竹沥。（出《丹溪治法心要》卷一）

一肥人，忧思气厥，右手瘫，口㖞，补中益气汤。有痰，加半夏、

竹沥、□□〔1〕。（出《丹溪治法心要》卷一，参见《续名医类案》卷十三）

一人，小腹下常唧唧如蟹声。作阴火处治，用败龟版（酥炙，盐酒炙亦得）、侧柏（用酒九蒸九焙）、酒黄檗、酒知母、酒川芎、酒当归，右各等分，糊丸，每服八十丸，淡盐汤送下。（出《丹溪治法心要》卷一，参见《续名医类案》卷五）

一妇人，体肥气郁，舌麻眩晕，手足麻，气塞有痰，便结。凉膈散加南星、香附、台芎〔2〕开之。（出《丹溪治法心要》卷一，参见《丹溪治法心要》卷六）

一人，本内伤，汗下后谵语，初能认人，后三五日语后更妄言〔3〕。此神不守舍，慎勿攻伐〔4〕。脉多细数，不得睡，足冷气促，面褐青色，口干燥。用补中益气汤加人参半两，竹叶三十片，煎服，效。（出《丹溪治法心要》卷一，参见《续名医类案》卷十）

一人，内弱，本劳苦，得汗下后大虚，脉细数，热如火灸，气短促。人参、当归、白术、黄耆、甘草、五味子、知母、竹叶，水与童便煎，服两帖而安。（出《丹溪治法心要》卷一）

一人，发斑面赤，昏愦谵语。脉洪而虚，按之无力。用人参、生地各半两，附子一钱，大黄一钱半，煎服之。不甚泻，夏月用之效。（出《丹溪治法心要》卷一，参见《医学正传》卷一）

---

〔1〕　□□　《续名医类案》卷十三作"姜汁"。
〔2〕　台芎　浙江天台山出产的芎䓖。
〔3〕　语后更妄言　《续名医类案》卷十作"语便妄言"四字。
〔4〕　伐　原作"战"，据《续名医类案》卷十改。

一人，疟后手战。此痰郁格涩，吐后好。（出《丹溪治法心要》卷一）

一老人，患疟[1]半载。脉之，两尺俱数而有力，色稍枯。盖因服四兽饮等剂，中焦湿热下流，伏结于肾，以致肾火上运于肺，故疟嗽俱作。用参、术、芩、连、升麻、柴胡调中一二日，与黄檗丸服之，两夜梦交通。此肾中热解，无忧。次日疟嗽顿止。（出《丹溪治法心要》卷一，参见《名医类案》卷三及卷五、《古今医案按》卷三及卷六、《推求师意》卷上）

一富人，年壮病疟，自卯时寒，至酉时热，至寅初休，一日一夜止苏一时。因思必为入房感寒所致。用参、术大补，附子行经，加散寒以取汗。数日不得汗，病如前，因悟足跗[2]之道远，药力难及，用苍术、芎、桃枝煎汤，以器盛之，扶坐浸足至膝，一食顷以前所服之药饮之，其汗通身大出，病即愈。（出《丹溪治法心要》卷一，参见《名医类案》卷三、《古今医案按》卷三、《推求师意》卷上）

按：《名医类案》卷三载录此案，叙述周详，兹录于下，以备参核：

一富家子，年壮病疟。自卯足寒，至酉分方热，至寅初乃休，一日一夜止苏一时。因思必为接内感寒所致，问，云九月暴寒，夜半有盗，急起，不著中衣，当时足冷，十日后疟作。盖足阳明与冲脉合宗筋，会于气街。入房太甚，则足阳明与冲脉之气皆夺于所用，其寒乘虚而入，舍于二经，二经过胫，会足跗上，于是二经之阳气益损，不能渗荣其经络，故病作，卒不得休。因用参、术大补，附子行

---

[1] 疟　《名医类案》卷三、《古今医案按》卷三、《推求师意》卷上并作"疟嗽"二字。

[2] 跗　同"跗"，足。

经,加散寒以取汗,数日不汗,病如前。因思足跗道远,药力难及,再以苍术、川芎、桃枝煎汤,盛以高桶,扶坐,浸足至膝(外治取汗法亦佳),食顷,以前所服药饮之,汗出通身而愈。

一妇人,积嗽,腹有块,内蒸热。贝母、瓜蒌、南星、香附各一两,姜黄、蓝实各二钱五分,白术一两。(出《丹溪治法心要》卷一)

一妇人,积痰嗽。黄芩、黄连、香附、贝母、瓜蒌、生甘草、陈皮、茯苓、白术、知母、杏仁、桑白皮。(出《丹溪治法心要》卷一)

一人,痰积郁嗽。贝母、黄芩、香附、瓜蒌、青皮各一两半。(出《丹溪治法心要》卷一)

一人,体肥,膏粱饮酒,当劳倦发咽痛,鼻塞痰嗽。凉膈散加桔梗、荆芥、南星、枳实。(出《丹溪治法心要》卷一及卷六)

一膏粱妇人,积嗽,面青黄带白瓜路,脑下有块,发即吐,嗽而喘,面足腹肿膨极,带痰血。此胃中清血因热蒸而出,瘦人大率不好。贝母、瓜蒌、陈皮、白术、茯苓、木通、生甘草、香附、南星、山栀、黄芩、知母、青皮。(出《丹溪治法心要》卷一)

一人,因吃面,遍身痛,发热,咳嗽有痰。苍术一钱半,半夏一钱,陈皮一钱,羌活、茯苓、防风、黄芩、川芎以上各五钱,甘草三钱,右作一服,姜三片煎,半饥半饱时服。(出《丹溪治法心要》卷一及卷四,参见《古今医统大全》卷二十三)

一人,面上才见些少风如刀刮者,身背皆不怕冷,能食,脉弦,起居如常。先以川芎、桔梗、生姜、山栀、细茶吐痰,后服黄连导痰

汤。（出《丹溪治法心要》卷二）

一人，阴虚有痰。神曲、麦芽、黄连、白术各一两，川芎七钱，瓜蒌仁、青黛、人中白各半两，右末之，姜汁擂炊饼丸。（出《丹溪治法心要》卷二）

一人，湿热劳倦，新婚胸膈不快，觉有冷饮。脉涩大。先多得辛温导散药，血气俱伤。苍术、半夏、白术、陈皮以上各五钱，白芍药六钱，龟版七钱半，炒檗一钱半，黄芩三钱，砂仁、甘草各一钱，右末之，炊饼丸，食前姜汤下四五十丸。服后膈间冷痰未除，用小陷胸汤，加少茱萸作向导，为丸服。（出《丹溪治法心要》卷二，参见《名医类案》卷二）

一人，气实形壮，常觉胸膈气不舒。三一承气汤下之，及与导痰之类。（出《丹溪治法心要》卷二）

一人，食积，痰气脾弱。贝母、连翘、麦芽、陈皮各半两，南星、黄芩、白术各一两，莱菔子二钱半，右末之，炊饼丸。（出《丹溪治法心要》卷二）

一老人，呕痰，胸满寒热，因伤食起。用二陈导饮，白术补脾，柴胡、黄芩退寒热，苍术解表寒，砂仁定呕下气。（出《丹溪治法心要》卷二）

一妇人，舌上长起厚苔并痛，心下时坚，阳明痰热。黄檗、知母（俱蜜炙）、贝母各二两，瓜蒌、枳实、麦芽、姜黄、牛膝各半两，为末，可留于舌上。再用白术二两，荜澄茄、莱菔子、连翘、石膏各半两，青子、风硝、升麻各三钱，右末，炊饼丸服。（出《丹溪治法心要》

卷二）

一子二岁，患痰喘。见其精神昏倦，病气深，决非外感，此胎毒也，盖其母孕时喜辛辣热物所致。勿与解利药，因处以人参、连翘、芎、连、生甘草、陈皮、芍药、木通，煎，入竹沥，数日安。（出《丹溪治法心要》卷二）

一妇人，六七个月痰嗽喘急不卧，专主肺。北柴胡一钱，麻黄二钱，石膏二钱，桑白皮一钱，甘草半钱，黄芩一钱半，一汗而愈。后服五味子、甘草、桑皮、人参、黄芩[1]。（出《丹溪治法心要》卷二，参见《名医类案》卷三、《古今医统大全》卷四十四）

一人，哮喘。南星、半夏、杏仁、瓜蒌仁、香附、橘红、青黛、莱菔子、皂角灰，右末之，曲丸，姜汤送下。（出《丹溪治法心要》卷二）

一人，气脱而虚，顿泻，不知人，口眼俱闭，呼吸甚微，殆欲死者。急灸气海，饮人参膏十余斤而愈。（出《丹溪治法心要》卷二，参见《名医类案》卷四）

一人，患利，不进饮食。四君子加芎、归、药、陈皮、炒曲、黄连、砂仁、半夏、生姜，煎服。（出《丹溪治法心要》卷二）

东易胡兄，年四十余，患痢病已百日，百药治不效。时九月初，其六脉急促，沉弦细数，左手为甚，日夜数十行，视瘀物甚少，惟下清滞，有紫黑血丝，食全不进。此非痢，当作瘀血治之。问瘀血何由而致，如饱后急走，极力斗骂，殴打攧扑，多受疼痛，一怒不泄，补

─────────────

[1] 黄芩　《名医类案》卷三此下有"遂安"二字。

塞太过，火酒火肉，皆能致之。盖此人去年枉受杖责，经涉两年，有此瘀血。服药后得瘀血则生矣。遂以乳香、没药、桃仁、滑石，佐以木香、槟榔，以曲糊为丸，米汤下百余粒，半夜又不动，又依前法下二百粒，至天明大下秽物如烂鱼肠，约一二升，困顿终日，渐与粥而安。（出《丹溪治法心要》卷二，参见《名医类案》卷四、《古今医案按》卷三、《古今医统大全》卷三十六、《医学纲目》卷二十三、《杂病证治准绳》卷六）

一人，早呕酒〔1〕。以瓜蒌、贝母、山栀（炒）、石膏（煅）、香附、南星（姜制）、神曲（炒）、山楂子各一两，枳实（炒）、姜黄、莱菔子（蒸）、连翘、石碱各半两，升麻二钱半，右末之，姜汁炊饼丸。（出《丹溪治法心要》卷二，参见《名医类案》卷四、《古今医统大全》卷二十三）

一人，饥饱劳役，成呕吐病，时作时止，吐清水，大便或秘或溏，腹痛上攻心背，脉弦。白术一两半，山栀一两（用茱萸二钱炒，去茱萸不用），黄连一两（用茱萸二钱炒，去茱萸不用），神曲、麦芽、桃仁各一两（去皮，用巴豆二十粒炒，去巴豆不用），姜黄、杏仁各一两（去皮，用巴豆二十粒炒，去巴豆不用），蓬术一两（用巴豆二十粒炒，去巴豆不用），香附一两，三棱一两（用巴豆二十粒炒，去巴豆不用），白豆蔻、砂仁、木香、莱菔子、陈皮以上各五钱，南星一两（姜制），山楂一两，大黄一两（蒸），青皮五钱，右末之，姜汁饮饼丸，每服二三十丸。（出《丹溪治法心要》卷二）

一人，年壮病翻胃。益元散加陈皮、半夏，生姜自然汁浸，晒干，为末，竹沥、甘蔗汁调服。（出《丹溪治法心要》卷三）

---

〔1〕　一人，早呕酒　《名医类案》卷四作"一少年好酒，每早呕吐"九字。

一人，但能食粥一匙吃卜膈，有一菜杂于其间，便连粥俱不能下，鱼肉俱不可咽，止能食稀粥，其人起居如常。用凉膈散加桔梗。若面常觉发热，大便结，此咽膈燥痰所碍，加白蜜饮之，治翻胃未至于胃脘干槁者。（出《丹溪治法心要》卷三，参见《名医类案》卷四）

一男子，壮年食后必吐出数口，却不尽出，膈上时作声，面色如平人。病不在脾胃而在膈间，问其得病之由，乃因大怒未止辄吃面，即有此症。盖怒甚则血郁于上，积在膈间，有碍气之升降，津液因聚而为痰为饮，与血相搏而动，故作声也。用二陈加香附、莱菔、韭汁，服一日，以瓜蒂散、酸浆吐之，再一日又吐，痰中见血一盏，次日复吐，见血一钟，乃愈。（出《丹溪治法心要》卷三，参见《名医类案》卷四、《古今医案按》卷五、《推求师意》卷上）

一中年人，中脘作痛，食已则吐，面紫霜色。两关脉涩，涩乃血病也，因跌仆后中脘即痛。投以生新推陈血剂，吐片血碗许而愈。（出《丹溪治法心要》卷三，参见《名医类案》卷四、《推求师意》卷上）

一妇人，因七情咽喉有核如绵，吐不出，咽不下，乃两胁心口作痛，饮食少，胎已三月矣。用香附、砂仁、茯苓、陈皮各二钱，麦冬、厚朴、白术、人参、甘草各五分，枳壳、芍药、白豆蔻各八分，竹茹二钱，姜五片，煎服。心痛不止，加草豆蔻。（出《丹溪治法心要》卷三）

一人，先因膈噎，后食羊肉，前疾大作及咽酸。用二陈汤加苍术、白术、香附、砂仁、枳壳、吴茱、黄连、神曲、生姜，煎服。后里急后重，加木香、槟榔。（出《丹溪治法心要》卷三）

一人，痰火噎塞，胸膈不宽。二陈加紫苏、厚朴、香附、砂仁、姜

连、木香、槟榔、白豆蔻、吴茱萸、生姜,煎服。(出《丹溪治法心要》卷三)

一孕妇,当盛夏渴思水。与四物汤加黄芩、陈皮、生甘草、木通,数贴愈。(出《丹溪治法心要》卷三)

一人,气弱,腹膨浮肿。用参、归、茯苓、芍药各一钱,白术二钱,川芎七分半,陈皮、腹皮、木通、厚朴、海金砂各五分,紫苏梗、木香各三分,数服后浮肿尽去。余头面未消,此阳明气虚,故难得退,再用白术、茯苓。(出《丹溪治法心要》卷三)

一妇人,腹久虚胀。单胀者,因气馁不能运,但面肿,手足或肿。气上行,阳分来应,尚可治。参、术、芎、归为主,佐以白芍药之酸敛胀,滑石燥湿兼利水,大腹皮敛气,紫苏梗、莱菔子、陈皮泄满,海金沙、木通利水,木香运行,生甘草调诸药。(出《丹溪治法心要》卷三,参见《续名医类案》卷十三)

一妇,气虚单胀,面带肿。参、术、茯苓、厚朴、大腹皮、芎、归、白芍、生甘草、滑石。(出《丹溪治法心要》卷三)

一人,忧郁,出盗汗,胸膈不宽。当归六黄汤加防风、青皮、枳壳、香附、砂仁。(出《丹溪治法心要》卷三)

一膏粱人,头风,发即眩重酸痛。二陈加荆芥、南星、酒芩、防风、苍术、台芎、姜,水煎服。后复以酒芩、南星、半夏各一两,皂角灰一钱,乌梅二十个,用巴豆十粒同梅煮过,去豆不用,将梅同前药为末,姜曲丸,津咽下。(出《丹溪治法心要》卷三)

一人，头痛，有风痰热痰。酒芩、连翘、南星、川芎、荆芥、防风、甘草。夫用芎带芩者，芎一升而芩便降，头痛非芎不开，荆芥清凉之剂，头痛用川芎，脑痛用台芎。（出《丹溪治法心要》卷三）

一人，形实而瘦，有痰头痛。黄芩、黄连、山栀、贝母、瓜蒌、南星、香附。（出《丹溪治法心要》卷三）

一老妇，患赤白带一年半，只是头眩，坐立不久，睡之则安。专治带，带病愈，其眩亦愈。（出《丹溪治法心要》卷三、参见《丹溪心法》卷四、《金匮钩玄》卷一、《名医类案》卷十一、《古今医统大全》卷五十三）

一人，心痛疝痛。炒山栀、香附各一两，苍术、神曲、麦芽各五钱，半夏七钱，乌梅、石碱各三钱，桂枝一钱五分，右末之，姜汁炊饼为丸，每服百丸，姜汤下。冬[1]去桂枝。（出《丹溪治法心要》卷三，参见《丹溪治法心要》卷五）

一人，饮热酒食物，梗塞胸痛，有死血[2]。用白术、贝母、麦芽、香附、瓜蒌、桃仁、杏仁、牡丹皮、生甘草、葛根、山栀、黄芩、红花、荜澄茄，右为末，或丸或散，任意服。（出《丹溪治法心要》卷三，参见《续名医类案》卷十四）

一人，胁下痰气攻痛。以控涎丹下，如面之状，用白芥子下痰，辛以散痛。（出《丹溪治法心要》卷四）

---

〔1〕冬　《丹溪治法心要》卷五作"春"。
〔2〕有死血　《续名医类案》卷十四作"盖有死血而然"六字。

一人，胸右一点刺痛虚肿，自觉内热攻外，口觉流涎不止。恐成肺痈，贝母、瓜蒌、南星去涎，紫苏梗泻肺气，芩、连（姜炒）、陈皮、茯苓导而下行，香附、枳壳宽膈痛，皂角刺解结痛，桔梗浮上。不食，加白术。凡吐水饮，不用瓜蒌，恐泥用苍术之类。（出《丹溪治法心要》卷四）

一人，左胁应胸气痛。瓜蒌一两，贝母一两，南星一两，当归五钱，桃仁五钱，川芎五钱，柴胡五钱，黄连（炒）五钱，黄芩（炒）五钱，山栀（炒）五钱，香附（炒）五钱，姜黄（炒）五钱，芦荟三钱，青皮三钱，陈皮三钱，青黛一钱五分，炒草龙胆五钱。（出《丹溪治法心要》卷四）

一人，元气虚乏，两胁微痛。补中益气加白芍、龙胆、青皮、枳壳、香附、川芎。（出《丹溪治法心要》卷四）

一人胁痛，每日至晚发热，乃阴虚也。用小柴胡汤合四物汤，加龙胆、青皮、干葛。阴虚甚，加黄檗、知母。（出《丹溪治法心要》卷四）

一老人，心腹大痛，而脉洪大，虚痛昏厥，不食。不胜攻击者，四君子汤加当归、麻黄、沉香。（出《丹溪治法心要》卷四，参见《名医类案》卷六、《杂病证治准绳》卷四）

一妇人，寡居，经事久不行，腹满少食，小腹时痛，形弱身热。用当归一钱（酒浸），熟地黄一钱（姜炒），香附一钱，川芎一钱半，白芍药一钱半，陈皮一钱半，黄檗（炒）五分，生甘草三钱，知母（炒）五分，厚朴五分（姜制），玄胡索五分，白术二钱，大腹皮三钱，红花头（火酒浸）九个，桃仁（研）九个，右㕮咀，水煎。（出《丹溪治法心要》

卷四,参见《续名医类案》卷二十三)

一人,脾臂〔1〕痛。二陈汤加酒浸黄芩、苍术、羌活,用凤仙叶捣贴痛处。(出《丹溪治法心要》卷四)

一人,足跟痛,有痰,有血热,治用四物汤加黄檗、知母、牛膝之类。(出《丹溪治法心要》卷四,参见《续名医类案》卷十九)

一人,因吃面内伤吐血,热〔2〕头痛。以白术一钱半,白芍药一钱,陈皮一钱,苍术一钱,茯苓五分,黄连五分,黄芩五分,人参五分,甘草五分,右作一服,姜三片煎。如口渴,加干葛二钱。再调理:白术一钱半,牛膝二钱半,陈皮一钱半,人参一钱,白芍药一钱,甘草二分,茯苓五分。又复调胃:白术二钱,白芍药一钱半,人参一钱,当归一钱,陈皮(炒)一钱,黄芩五分,柴胡三分,升麻二分,甘草些少。(出《丹溪治法心要》卷四,参见《丹溪心法》卷三)

一人老年,呕吐痰饮,胸大满,寒热,因伤食起。半夏、陈皮、茯苓导饮,白术补脾,柴胡、生甘草、黄芩退寒热,加苍术散表寒,缩砂仁定呕下气。伤食药:棠求〔3〕三两,半夏一两,茯苓一两,连翘五钱,陈皮五钱,莱菔子五钱,右粥丸服。(出《丹溪治法心要》卷四)

一人,内多食积,心腹常膨胀。南星(姜制)一两,半夏(瓜蒌制)一两半(其法以瓜蒌仁研和润之),香附(便浸)一两,青礞石(硝煅)一两,萝卜子(蒸)五钱,连翘五钱,橘红五钱,麝香少许,右末

---

〔1〕 脾臂　疑为“髀臂”。
〔2〕 热　《丹溪心法》卷三作“肚热”二字。
〔3〕 棠求　棠梂,即山楂。

之,曲糊丸。(出《丹溪治法心要》卷四,参见《医学纲目》卷二十四)

一人,饮酒,胃[1]大满,发热,夜谵语,类伤寒,右脉不如左大。补中益气汤去耆、柴胡、升麻,加半夏,以耆补气作满,柴胡、升麻又升,故去之,服后病愈。因食凉物心痛,于前药加草豆蔻数粒。(出《丹溪治法心要》卷四,参见《续名医类案》卷九)

一妇人,痞结,膨胀不通,坐卧不安。用麦芽末,酒调服,良久自通。(出《丹溪治法心要》卷四)

一人,数年呕吐酸水,时作时止,便涩肠鸣。白术、枳实、茱萸、苍术、缩砂、陈皮、茯苓、香附、贝母、生甘草、白豆蔻、滑石,右煎服。(出《丹溪治法心要》卷四)

一男子,劳弱,潮热往来,咳嗽痰血,日轻夜重,形容枯瘦,饮食不美,肾脏虚甚。参、耆、白术、鳖甲各一钱,当归、五味、炒芩、炒檗、软柴、地骨、秦艽、炒连、茯苓、半夏各五分,麦冬七分半,姜煎服,就送下三补丸。(出《丹溪治法心要》卷四)

一妇人,劳瘵。四物加参、耆、柴胡、黄芩、鳖甲、地骨、干葛、五味、甘草,水煎服。(出《丹溪治法心要》卷四)

一人,年三十五,患虚损,朝寒暮热。四君子汤加软柴胡、黄芩、当归、芍药、川芎、地骨皮、秦艽。(出《丹溪治法心要》卷四)

一人,气血两虚,骨蒸,寒热交作,大便如常,脉细数,少食。八

---

[1] 胃 《续名医类案》卷九作"胸"。

物汤加柴胡、知母、黄檗。（出《丹溪治法心要》卷四）

　　一人，六月得患恶寒，大便燥结，不敢见风，人肥实，起居如常。大承气汤。（出《丹溪治法心要》卷四）

　　一人，天明时发微寒，便热至晚，两腋汗出，手足热甚则胸满拘急，大便实而不能食，似劳怯病者。脉不数，但弦细而沉，询知因怒气得者。但用大柴胡汤，惟胸背拘急不除，后用二陈汤加羌活、防风、黄芩、红花。（出《丹溪治法心要》卷四，参见《续名医类案》卷六）

　　一妇人，虚羸，盗汗恶寒。用吴茱萸鸡子大，酒三升浸半日，煮服。（出《丹溪治法心要》卷四）

　　一人，因忧患病，咳吐血，面鳖黑色。药之十日，不效。谓其兄陈状元曰：此病得之失志而伤肾，必用喜解，乃可愈。即求一足衣食地处之，于是大喜，即时色退，不药而愈。所以言治病必求其本，虽药得其所病之气宜，苟不得其致病之情，则方终不效也。（出《丹溪治法心要》卷五，参见《名医类案》卷八、《古今医案按》卷五、《推求师意》卷上）

　　郑叔鲁，年二十余，攻举业，夜读书，每四鼓犹未已，忽发病，卧间但阴着物便梦交接脱精，悬空则无梦，饮食日减，倦怠少气。盖以用心太过，二火俱起，夜不得眠，血不归肾，肾水不足，火乘阴虚，入客下焦，鼓其精房，则精不得聚藏而欲走，故于睡卧之间，因阴着物，由[1]厥气客之，遂作接内之梦。于是上补心安神，中调脾胃

―――――――――――

〔1〕　由　通"犹"。

升举其阳,下用益精生阴固阳之剂,不三月而病安矣。(出《丹溪治法心要》卷五,参见《名医类案》卷五、《古今医案按》卷六、《推求师意》卷上)

蒋右丞子,每夜有梦。召予视之,连二日诊脉,观其动止,终不举头,但俯视,不正当人,此盖阴邪相感。叩之,不肯言其所交之鬼状。因问随出入之仆,乃言一日至庙中,见一塑侍女,以手于其身摩之,三五日遂闻病此。于是即令人入庙毁其像,小腹中泥土皆湿,其病自安。(出《丹溪治法心要》卷五,参见《名医类案》卷五、《古今医案按》卷六、《推求师意》卷上)

一人,便浊,常有半年,或时梦遗,形瘦,作心虚主治,定志丸与珍珠粉丸同服。一人健忘白浊,治法同。(出《丹溪治法心要》卷五,参见《丹溪心法》卷三、《金匮钩玄》卷二、《名医类案》卷五、《古今医案按》卷六、《医学正传》卷六、《古今医统大全》卷七十二、《医学纲目》卷二十九、《杂病证治准绳》卷六)

一人,燥热伤下焦,致小便不利。当养阴,当归、地黄、知母、黄檗、牛膝、茯苓、生甘草、白术、陈皮之类。(出《丹溪治法心要》卷五)

一妇人,年五十,患小便涩。与八正散,则小腹转急胀,小便不通,身如芒刺。余以所感霖淫雨湿,邪在上表[1],因用苍术为君,附子佐之发其表,一服即汗,小便即时便通。(出《丹溪治法心要》卷五,参见《名医类案》卷九、《推求师意》卷上、《杂病证治准绳》卷六)

---

[1] 邪在上表 《名医类案》卷九作"邪尚在表"。

一男子,年八十,患小便短涩,因服分利药太过,遂致闭塞,涓滴不出。余以饮食太过伤胃,其气陷于下焦,用补中益气汤,一服小便即通。因先服多利药,损其肾气,遂至通后遗溺,一夜不止息,补其肾,然后已。(出《丹溪治法心要》卷五,参见《名医类案》卷九、《续名医类案》卷二十、《推求师意》卷上、《杂病证治准绳》卷六)

一人,年壮肥实,心风痴。吐后与此:贝母、瓜蒌、南星、黄连各一两,郁金、天麻、青子、生甘草、枳实、连翘、苦参各半两,白矾、皂角各二钱,右作丸服。后用蜈蚣黄赤各一条(香油炙黄)、芎、防、南星、白附、白矾、牙皂各一两,郁金半两,右丸,朱砂为衣。(出《丹溪治法心要》卷五)

一人,心胸痰满如一块,攻塞不开。白术一两,南星、贝母、神曲、山楂、姜黄、陈皮、茯苓以上各五钱,山栀半两,香附一两,萝卜子、皂角刺以上各三钱,右末之,姜饼丸。(出《丹溪治法心要》卷五)

一人,小腹块。瓜蒌、贝母、黄芩、南星、白术各一两(一作各半两),香附(醋煮)一两,熟地黄、当归、玄胡索、桃仁以上各五钱,三棱、蓬术(以上醋煮)各五钱,右末之,曲丸。(出《丹溪治法心要》卷五)

尝记先生治一妇人,小腹中块,其脉涩,服攻药后脉见大。以四物汤倍白术,陈皮、甘草为佐使,脉充实,间与硝石丸两月,块消尽。(出《丹溪治法心要》卷五)

一人,癞疝。山栀、山楂、枳实、香附、南星、川楝子以上各一两,海藻、桃仁以上七钱半,吴茱萸二钱半,右末之,姜饼丸。(出

《丹溪治法心要》卷五)

一妇人,足痛肿者。生地、炒檗、南星、芎、苍、牛膝、龙胆、红花,酒洗。(出《丹溪治法心要》卷五,参见《古今医案按》卷七、《医学纲目》卷二十八)

一人,阳痿。知母、黄檗以上各(炒)一两,枸杞一两,牛膝(酒浸)一两,杜仲(姜炒)一两,人参一两,山药一两,龟版、虎骨以上(炙)一两,续断(酒洗)一两,锁阳二两,当归二两,菟丝子、五味子、陈皮以上各五钱,白术一两。一方有苁蓉二两,去白术、陈皮。右末之,糊丸。(出《丹溪治法心要》卷六)

一人,眼内陷。生地、熟地各一斤,杏仁四两,石斛、牛膝以上各半斤,防风六两,枳壳五两,蜜丸,服之。(出《丹溪治法心要》卷六)

一人,唇上生疮。以白荷花瓣贴之。(出《丹溪治法心要》卷六)

一人,上嗽,下肾痛破。玄参、黄檗(炒)、青黛、犀角、山楂、甘草节、神曲、麦蘖、桃仁、连翘,右末之,作丸。(出《丹溪治法心要》卷六)

一人,积痰伤经不行,夜则妄语。以瓜蒌子一钱,黄连半钱,吴茱萸十粒,桃仁五个,红曲些少,砂仁三钱,山楂一钱,右末之,以生姜汁、炊饼丸。(出《丹溪治法心要》卷七,参见《续名医类案》卷二十三)

一人，阴虚，经脉久不通，小便短涩，身体疼痛。以四物汤加苍术、牛膝、陈皮、生甘草，又用苍莎丸加苍耳、酒芍，为丸，煎前药吞之。（出《丹溪治法心要》卷七，参见《续名医类案》卷二十三）

一人，小产，有形物未下。四物汤加硝。（出《丹溪治法心要》卷七）

一妇人，年十八，难产，七日后产，大便泄，口渴气喘，面红，有紫斑，小腹痛胀，小便不通。用牛膝、桃仁、当归、红花、木通、滑石、甘草、白术、陈皮、茯苓煎汤，调益母膏，不减。后以杜牛膝煎浓膏一碗，饮之，至一更许，大下利一桶，小便通而愈。口渴，四君子汤加当归、牛膝，调益母膏。（出《丹溪治法心要》卷七，参见《续名医类案》卷二十五）

一妇人，产后惊忧得病，头重，心胸觉一物重坠，惊怕，身如在波浪中，恍惚不宁。用枳实、麦芽、神曲、贝母、侯莎[1]各一钱半，姜黄一钱半，半夏二钱，桃仁、牡丹皮、瓜蒌子各一钱，红花五分，右末之，姜饼丸，服后胸物消，惊恍未除。后用辰砂、郁金、黄连各三钱，当归、远志、茯神各二钱，真珠、人参、生甘草、菖蒲各一钱半，牛黄、熊胆、沉香各一钱，红花五钱，金箔一片，胆星三钱，右末之，猪心血丸，服后惊恍减。后用枳实、半夏、姜黄、山楂、神曲、麦芽、陈皮、山栀各五钱，白术一两，右末之，姜饼丸，服此助胃，消食痰。后用牛黄二钱，菖蒲二钱半，朱砂、郁金各三钱，远志、琥珀各二钱半，真珠、红花、沉香各一钱，黄连、人参、胆星、当归各五钱，右末之，猪心血丸，服此镇心安神。后用干漆三钱（炒烟尽），三棱、莪术各七钱半，苍术、青皮、陈皮、针砂各一两，厚朴、当归各半两，生香附二

---

[1] 侯莎　莎草，即香附子。

两,右末之,炊饼丸。设此方不曾服,倒仓后服煎药,白术四钱,陈皮、黄芩、白芍药、香附子各二钱,茯苓一钱半,当归、麦门冬、青皮各一钱,枳壳六分,沉香、生甘草各五分,右分作六帖,除胸满,清热淡渗。(出《丹溪治法心要》卷七)

一妇人,腹中癥瘕作痛者,或气攻塞。用香附(醋煮)一两,当归一两,白三棱(炮)一两,黑三棱(炮)一两,黑莪术一两,没药、乳香、川芎各五钱,昆布、海藻(炒)以上各一两,槟榔五钱,青皮(去瓤)一两,干漆(炒尽烟)五钱,木香、沉香、缩砂各五钱,右为末,米醋打糊为丸如桐子大,每服六七十丸,空心白汤、盐汤随下。忌生冷油腻。(出《丹溪治法心要》卷七)

一妇人,两月经不行,腹痛发热。行血凉血,经行病自愈。四物汤加黄芩、红花、桃仁、香附、玄胡索之类。(出《丹溪治法心要》卷七,参见《续名医类案》卷二十三)

一妇,血崩。用白芷、香附等分,为末,作丸服。(出《丹溪治法心要》卷七)

一妇人,白带兼痛风。半夏、茯苓、川芎、陈皮、甘草、苍术(米泔浸)、南星、黄檗(酒洗晒干)、牛膝(酒洗)。(出《丹溪治法心要》卷七,参见《丹溪心法》卷五)

一妇人,上有头风鼻涕,南星、苍术、酒芩、辛夷、川芎;下有白带,南星、苍术、黄檗(炒焦)、白术、滑石、半夏、牡蛎粉。(出《丹溪治法心要》卷七,参见《丹溪心法》卷五、《金匮钩玄》卷三、《名医类案》卷五、《医学正传》卷七)

一妇人,体肥带下。海石四两,南星、黄芩、苍术、香附各三两,白术、椿根皮、神曲各一两半,当归二两,白芷一两二钱,川芎一两二钱半,茯苓一两半,白芍药、黄檗各一两,滑石一两半,右末之,神曲糊丸。(出《丹溪治法心要》卷七)

一人,年十七,出痘,发热昏倦甚,脉大而似数。与参、术、芪、归、陈皮,大料浓汤饮之,二十帖痘出。又与二十帖,则脓胞成,身无全肤。或用陈氏本方与之,予曰:但虚无寒。又与前方,至六十帖而安。(出《丹溪治法心要》卷八,参见《续名医类案》卷二十六、《明医杂著》卷五)

一人,年三十六,平日好饮酒,大醉,一时晕倒,手足俱麻痹。用黄耆一两,天麻五钱,水煎,加甘蔗汁半盏服。(出《丹溪治法心要》附录《医案拾遗》,参见《名医类案》卷一)

一人,患中风,双眼合闭,晕倒不知人。四君子汤加竹沥、姜汁服之,愈。(出《丹溪治法心要》附录《医案拾遗》,参见《名医类案》卷一)

一人,患中风,四肢麻木,不知痛痒,乃气虚也。大剂四君子汤加天麻、麦冬、黄耆、当归。(出《丹溪治法心要》附录《医案拾遗》,参见《名医类案》卷一)

一人,好色,有四妾,患中风,四肢麻木无力,半身不遂。四物汤加参、耆、术、天麻、苦参、黄檗、知母、麦冬、僵蚕、地龙、全蝎。(出《丹溪治法心要》附录《医案拾遗》,参见《名医类案》卷一)

一人,患中风,满身如刺疼。四物加荆芥、防风、蝉蜕、蔓荆子、

麦门冬。（出《丹溪治法心要》附录《医案拾遗》，参见《名医类案》
卷一）

一人，年四十二，十指尽麻木，面亦麻，乃气虚证。补中益气汤
加木香、附子各半钱服之，愈。又加麦冬、羌活、防风、乌药服之，全
愈。（出《丹溪治法心要》附录《医案拾遗》，参见《名医类案》卷一）

一人，年二十九，患中风，四肢麻木，双足难行。二陈加参、术、
当归、黄檗、杜仲、牛膝、麦冬。（出《丹溪治法心要》附录《医案拾
遗》，参见《名医类案》卷一）

一人，年五十六，好饮酒，患伤寒发热，口干似火烧。补中益气
汤加鸡柜子[1]、当归、川芎、芍药、地黄汁、甘蔗汁。（《丹溪治法
心要》附录《医案拾遗》，参见《名医类案》卷一）

一人，年三十四，患伤寒发热，身如芒刺痛。四物汤加参、耆、
术、生地、红花。（出《丹溪治法心要》附录《医案拾遗》，参见《名医
类案》卷一）

一人，患伤寒腰疼，左脚似冰。小柴胡加黄檗、杜仲、牛膝。
（出《丹溪治法心要》附录《医案拾遗》，参见《名医类案》卷一）

一人，患伤寒，发热如火，口干饮水。小柴胡去半夏，加干葛、
天花粉。（出《丹溪治法心要》附录《医案拾遗》，参见《名医类案》
卷一）

---

〔1〕 鸡柜子　当是"鸡距子"。此下同。

人，年二十九，患伤寒，头疼胁疼，四肢疼，胸膈疼。小柴胡汤加羌活、桔梗、香附、枳壳。（出《丹溪治法心要》附录《医案拾遗》，参见《名医类案》卷一）

一人，年三十六，患伤寒咳嗽，夜发昼可。作阴虚治之，补中益气加天冬、麦冬、贝母、五味。（出《丹溪治法心要》附录《医案拾遗》，参见《名医类案》卷一）

一人，患伤寒，冷到膝[1]。补中益气汤加五味子，倍用人参，服之，愈。（出《丹溪治法心要》附录《医案拾遗》，参见《名医类案》卷一）

一人，年三十，患湿气，四肢疼痛，两足难移。补中益气加牛膝、杜仲、黄檗、知母、五味子。（出《丹溪治法心要》附录《医案拾遗》）

一人，五十三岁，患发热如火，此人平日好酒色。补中益气汤加黄檗、知母，多用参、术。（出《丹溪治法心要》附录《医案拾遗》）

一人，患虚损，咳嗽吐血。四物汤加参、术、黄芩、款花、五味、黄檗、知母、贝母、天冬、麦冬、桑皮、杏仁。（出《丹溪治法心要》附录《医案拾遗》）

一人，患虚损发热，盗汗梦遗。四物汤加参、术、黄耆、地骨皮、防风。（出《丹溪治法心要》附录《医案拾遗》）

---

[1] 冷到膝 《名医类案》卷一作"足冷到膝"四字。

一人，患虚损，身发潮热，四肢无力。小柴胡合四物，加耆、术、麦冬、五味。（出《丹溪治法心要》附录《医案拾遗》）

一人，年四十六，能饮酒，患虚损证，连夜发热不止。四物汤加甘蔗汁、鸡柜子、干葛、白豆蔻、青皮。（出《丹溪治法心要》附录《医案拾遗》）

一人，虚损，吐臭痰。四君子加白芷、天冬、麦冬、五味、知母、贝母。（出《丹溪治法心要》附录《医案拾遗》）

一人，患虚损，四肢如冰冷。补中益气汤加桂心、干姜各一钱。（出《丹溪治法心要》附录《医案拾遗》）

一人，五十一岁，患虚损咳嗽，吐血如红缕。四物汤换生地，加黄檗、知母、黄芩、贝母、桑皮、杏仁、款花、天冬、麦冬、五味、紫菀，小蓟汁一合，白蜡七分。（出《丹溪治法心要》附录《医案拾遗》）

一老人，口极渴，午后躁热起，此阴虚。老人忌天花粉，恐损胃。四物去芎，加知、檗、五味、参、术、麦冬、陈皮、甘草。（出《丹溪治法心要》附录《医案拾遗》）

一人，患虚损，一身俱是块，乃一身俱是痰也。二陈汤加白芥子研入，并姜炒黄连同煎，服之。（出《丹溪治法心要》附录《医案拾遗》，参见《名医类案》卷三）

一人，患虚损，大吐血。四物汤换生地黄，加大黄、人参、山茶花、青黛。（出《丹溪治法心要》附录《医案拾遗》）

一人,患虚损,手足心发热不可当。小柴胡汤加前胡、香附、黄连。（出《丹溪治法心要》附录《医案拾遗》）

一人,年六十,患虚损证,身若麻木,足心如火。以参、耆、归、术、柴胡、白芍药、防风、荆芥、羌活、升麻、牛膝、牛蒡子。（出《丹溪治法心要》附录《医案拾遗》,参见《名医类案》卷二）

一妇人,产后泄泻不禁。用人参五钱,白术七钱,附子一钱半,二服而愈。（出《丹溪治法心要》附录《医案拾遗》）

一人,患泄泻,四肢强直,昏不知人,呼不回顾。四君子汤加木香、附子、干姜、乌药服之,愈。（出《丹溪治法心要》附录《医案拾遗》）

一人,患泄泻,手足如冰,身如火。四君子加附子、干姜、芍药、泽泻,六帖愈。（出《丹溪治法心要》附录《医案拾遗》）

《金匮钩玄》诸案

一妇人,脾痛后患大小不通。此是痰隔中焦,气滞于下焦。二陈汤加木通,初吃后,粗再煎服,吐之。（出《金匮钩玄》卷二,参见《丹溪心法》卷三、《丹溪治法心要》卷五、《名医类案》卷九、《续名医类案》卷二十、《古今医案按》卷六、《古今医统大全》卷六十八、《医学纲目》卷二十三、《杂病证治准绳》卷六）

一小儿,好吃粽,成腹痛。黄连、白酒药[1]为末,调服,乃愈。

---

〔1〕 白酒药 《丹溪心法》卷五、《续名医类案》卷二十八并作"白酒曲末"四字。

（出《金匮钩玄》卷三，参见《丹溪心法》卷五、《丹溪治法心要》卷八、《名医类案》卷十二、《续名医类案》卷二十八、《医学纲目》卷三十八）

《丹溪手镜》诸案

有一女子，腹痛，百方不治，脉滑数，腹皮急。脉当沉细，今反滑数，以此下之。云母膏丸梧桐大，百丸，阿胶烊入，酒下之，下脓血为度。（出《丹溪手镜》卷下，参见《名医类案》卷十、《古今医案按》卷十、《外科证治准绳》卷二）

按：《名医类案》卷十载录此案，叙述周详，兹录于下，以备参核：

丹溪治一女子，腹痛，百方不治，脉滑数，时作热，腹微急。曰：痛病脉当沉细，今滑数，此肠痈也。以云母膏一两丸梧子大，以牛皮胶溶入酒中，井水下之，饷时服尽，下脓血一盆而愈。

有人性急味厚，左胁下一点痛，每服热燥之药，脉轻则弦，重则芤，知其痛处有脓，因作内疽治。（出《丹溪手镜》卷下，参见《脉因证治》卷三、《名医类案》卷十）

按：《名医类案》卷十载录此案，叙述周详，兹录于下，以备参核：

丹溪治一人，性急味厚，尝服热燥之药，左胁一点痛。脉之，轻弦重芤，知其痛处有脓，作内疽治（明眼），与四物汤加桔梗、香附、生姜，煎十余帖，痛微，微肿如指大，令针之，少时屈身而脓出，与四物调理而安。

《脉因证治》诸案

一补一发丹：治久疟内伤挟外邪。内发必主痰，外以汗解。

半夏、茯苓、陈皮、柴胡、黄芩、苍术、川常山、葛根。虚,加参、术补气;甚,加芩、连。有一人夏感,脉沉细,服之,愈。(出《脉因证治》卷上)

有人患淋,乃血滞,故四物汤内加杜牛膝而愈。死血亦淋也。(出《脉因证治》卷上)

有人饱过患此〔1〕,以火毒治,遂以黄连六钱、甘草一两,一服而安矣。(出《脉因证治》卷上)

有人雨后得凉,腹痛甚。问之,于夏月投渊取鱼,脉沉弦而细实,重按则如循刀上。本方〔2〕加桂二帖,又加桂、桃仁二帖,又加附二帖,下黑血。(出《脉因证治》卷上,参见《名医类案》卷六、《古今医案按》卷七)

按:《名医类案》卷六载录此案,叙述周详,兹录于下,以备参核:

一人于六月投渊取鱼,至秋深雨凉,半夜小腹痛甚,大汗。脉沉弦细实,重取如循刀责责然〔3〕。与大承气汤加桂二服,微利痛止。仍连日于申酉时(申酉为足太阳、少阴)复痛,坚硬不可近,每与前药,得微利,痛暂止。于前药加桃仁泥,下紫黑血升余,痛亦止。脉虽稍减而责责然犹在,又以前药加川附子,下大便五行(亦得温即行),有紫黑血如破絮者二升而愈。又伤食,于酉时复痛,在脐腹间,脉和,与小建中汤,一服而愈。

────────

〔1〕 此 指心腹痛。
〔2〕 本方 指大承气汤。
〔3〕 责责然 形容脉来劲急,无柔和之象。

下编·其他中医古籍所载诸案

《名医类案》诸案

李真三,患中风,半身不遂。羌活愈风汤加天麻、荆芥、僵蚕各一钱而愈。(出《名医类案》卷一)

吴能三,患中风卒中,昏不知人,口眼㖞斜,半身不遂,痰厥气厥。二陈汤加姜汁炒黄连、天麻、羌活、麦冬、僵蚕、南星、荆芥、独活、姜汁、竹沥(方甚佳,作痰治)。(出《名医类案》卷一)

姜晟,年五十三岁,好饮酒(湿热),患中风,口㖞斜。搜风汤内加姜汁炒黄连、地龙、全蝎各八分,羌活、荆芥各一钱(作湿热治)。(出《名医类案》卷一)

邱信,年四十三岁,患中风,肚甚疼,口眼㖞斜。苏合香丸服之,就愈,后加姜汁、竹沥,全愈(作气治)。(出《名医类案》卷一)

顾京一,年三十二岁,患中风,半身不遂,臂如角弓反张。二陈加麦冬、川芎、当归各一钱,天麻、羌活、黄连(姜汁炒)、黄芩各七分,荆芥、乌药各五分(疏肝气,养肝血,清肝火),数十帖而愈。(出《名医类案》卷一)

邱敏六,年三十六岁,患中风,四肢如瘫。此人好色,从幼做买卖,有外事[1](此风非自外来,由内燥火而卒中也)。二陈与四物汤加人参、黄耆、白术、麦冬、姜汁、竹沥,百十帖而愈。(出《名医类案》卷一)

---

[1] 外事　指外室。

周忠信,患中风,头疼如破(清气不上升),言语謇涩。小续命汤加防己、肉桂、黄芩、杏仁(去皮尖)、芍药、甘草、川芎、麻黄(去根节)、人参、防风各一两半,羌活、大附子(炮,去皮脐)各半两,水三钟,枣二枚,食前煎服。(出《名医类案》卷一)

方延一,年三十九岁,患中风,一身俱麻(麻由虚而气不行)。乌药顺气散加人参、白术、麦冬、川芎、当归而愈(一则头疼如破,一则一身俱麻,看他用药,俱有分寸)。(出《名医类案》卷一)

汪文富,年四十六岁,患中风偏枯,四肢不随,手足挛拳。二陈汤加防风、虎胫骨、当归、杜牛膝、续断、金毛狗脊、巴戟、石斛各一钱(养血暖筋,治法一小变)。(出《名医类案》卷一)

言清一,年三十七岁,乃匠者,勤于动作[1],能饮酒,患中风,头目眩晕。二陈汤加防风、羌活、当归、芍药、人参、白术、黄连、熟地(姜汁制)、川芎、甘蔗汁。(出《名医类案》卷一)

邓士付,患中风卒暴,涎流气闭,牙关紧急,眼目俱被损伤。二陈汤加白芷、天南星、甜葶苈,姜汁、竹沥二合,愈(又治痰泻肺法)。(出《名医类案》卷一)

金付七,患中风攻注,四肢骨节痛(湿痰流注关节,故痛),遍身麻木,语言謇涩。二陈汤加川芎、羌活、僵蚕、枳壳、麻黄(去节)、桔梗、乌药服之,愈(又治气法)。(出《名医类案》卷一)

徐太一,年二十三岁,患中风,一时晕倒,不知人,母也不识。

---

〔1〕 动作 劳作。

二陈汤加南星、当归、芍药、黄耆、熟地（姜汁制）（虚而协痰）。（出《名医类案》卷一）

　　孙文正，年六十一岁，患中风，手足瘫痪，痰壅盛，头眩。二陈加南星、姜汁、竹沥服之，愈（痰火）。（出《名医类案》卷一）

　　穆林，年五十四岁，患中风并小肠疝气。二陈汤加吴萸、胡芦巴、小茴香、熟地（加药妙）各一钱。（出《名医类案》卷一）

　　丹溪治金得，年三十八岁，面色青白，患伤风身热，大便不通。小柴胡汤加羌活、枳壳、桃仁、麻子仁各七分（此等案俱见症治病）。（出《名医类案》卷一）

　　一人黑色，能饮酒，患伤风头疼，身疼如火热，骨痛无比，不吃饭。人参败毒散加干葛。（出《名医类案》卷一）

　　卢正一，年四十五岁，患伤风腰疼，身热饮水。小柴胡汤加杜仲、牛膝、天花粉、连翘、干葛。（出《名医类案》卷一）

　　王成三，患伤风，腹泻，一日二十来度。五苓散加白术三钱，前胡八分，羌活一钱（风能胜湿），苍术二钱，神曲（炒）一钱。（出《名医类案》卷一）

　　方恺三，患伤风，心疼。败毒散加山栀（炒）九分，白芍一钱五分，草豆蔻一钱五分，木香（煨）一钱。（出《名医类案》卷一）

　　祝显一，患伤风，小便白浊无度。小柴胡汤加黄檗、知母、白术、芍药、当归各一钱，莲肉（去心皮）一钱，秋石八分。（出《名医类

案》卷一）

施宗一，患伤寒，连饮水大碗十数碗。小柴胡加花粉、干葛。（出《名医类案》卷一）

梁本一，患伤寒，胸胁疼。小柴胡加木通、枳壳、薏苡（苡仁，本草除筋骨邪入作疼）、香附、芍药。（出《名医类案》卷一）

马敬一，患伤寒，发热身痒（痒如虫行皮中，以久虚无汗故也）。小柴胡内加紫背浮萍、川芎、当归、牡丹皮、白芍、熟地黄。（出《名医类案》卷一）

吴亮，年六十三岁，患伤寒，发热头痛，泄泻一日一夜二三十度。五苓散加白术、神曲、芍药、砂仁各一钱，服之，愈（作湿症而兼治虚）。（出《名医类案》卷一）

朱宽，年四十二岁，患伤寒，肚腹疼痛，发热如火。人参养胃汤内加柴胡、煨姜、干姜服之，愈。（出《名医类案》卷一）

唐敬三，患伤寒，发热心疼。人参养胃汤加知母、砂仁、草豆蔻各一钱（人参养胃汤，温补中配消运之药）。（出《名医类案》卷一）

邵璠一，患伤寒，发热胸疼，痛如刀刺（半表半里），小肠经也。小柴胡加木通、前胡、灯心（小肠为手太阳，用小柴胡，亦因半表半里耶？疑刊误。小肠当改少阳）。（出《名医类案》卷一）

刘光泽，年七十一岁，患伤寒，头疼发热，四肢冷如冰。局方不换金正气散加五味子、黄耆、人参、白术、当归身。（出《名医类案》

（卷一）

　　顾曾八，年五十二岁，患伤寒偏枯，四肢不随，手足挛拳。济生方加虎骨酒、石斛、石榴叶、防风、虎胫骨、当归、茵芋叶、杜仲、牛膝、川芎、苦参、金毛狗脊、苍术、木通。（出《名医类案》卷一）

　　罗光远，年六十三岁，患伤寒发热，四肢不随，补中益气汤而愈。（出《名医类案》卷一）

　　周本道，年三十七岁，患伤寒头痛，略恶寒。小柴胡汤加人参、白术、川芎、当归、白芷。（出《名医类案》卷一）

　　浦海二，患伤寒头痛，人参养胃汤而愈。（出《名医类案》卷一）

　　张民一，患伤寒，发热头疼，四肢骨痛。人参养胃汤加枳壳、桔梗。（出《名医类案》卷一）

　　邱本三，患伤寒发热，四肢倦怠。补中益气汤加柴胡、黄芩。（出《名医类案》卷一）

　　林信一，患伤寒发热，补中益气汤而愈。（出《名医类案》卷一）

　　曹九三，患伤寒，腰肚疼痛。人参养胃汤加杜仲、姜汁，服之，愈。（出《名医类案》卷一）

　　吴中六，患伤寒，双脚挛拳，寸步难行。补中益气汤加黄檗、知母，服之而愈。（出《名医类案》卷一）

胡文亮，年三十五岁，好男色，患伤寒发热，四肢无力，两膀酸疼。小柴胡加四物汤，加人参、白术，服之，愈。（出《名医类案》卷一）

言秉安，年五十岁，患伤寒发热，四肢厥冷。补中益气汤加五味子、木香、麦冬、丁香七枚。（出《名医类案》卷一）

孔士能，患伤寒发热，四肢无力，腰疼。小柴胡加白术、黄耆、五味子、天花粉、干葛。（出《名医类案》卷一）

曹江，患伤寒，发热气喘，咳嗽有痰。参苏饮减去紫苏，加麦冬、天冬、贝母、款花、白术各等分。（出《名医类案》卷一）

许纪，年三十九岁，患伤寒发热，狂言谵语，小柴胡汤加黄连、人参、白术、生甘草（作虚热治）。（出《名医类案》卷一）

高远，年六十一岁，患伤寒，发热腹痛（腹痛，因邪气与正气相持则腹痛。阳邪痛，其痛不常，以辛温之剂和之；阴寒痛，其痛无休止时，宜热剂救之）。人参养胃汤加木香、白芍药服之，愈。（出《名医类案》卷一）

方述，年四十九岁，患伤寒，胸热口干，大便泄泻数十次。五苓散加白术、神曲（炒）、白芍、麦冬、干葛、五味子服之，愈（与吴亮案同方）。（出《名医类案》卷一）

许祖一，年十一岁，患伤寒头疼，发热自汗，连腰痛。小柴胡汤加枳壳、白术、香附、木通。（出《名医类案》卷一）

　　高阳三,年四十五岁,患伤寒,胁痛髈疼。香苏饮加人参、柴胡、桔梗、香附、黄芩。(出《名医类案》卷一)

　　丹溪治一人,患湿气,背如负二百斤重。以茯苓、白术、干姜、桂心、泽泻、猪苓、酒芩、木通、苍术服,愈。(出《名医类案》卷二)

　　一人,因湿气两胁疼痛,腰脚亦痛,白浊。渗湿汤加参、术、木通、泽泻、防己、甘草、苍术、苍耳、黄檗、知母、牡蛎、龟版、川归、白芍、地黄等分,煎服,愈。(出《名医类案》卷二)

　　一人湿气,腰似折,胯似冰。以除湿汤加附子(平胃散配附子,妙)、半夏、厚朴、苍术、木香、陈皮、茯苓、牛膝、杜仲、酒芩、猪苓、泽泻、黄檗、知母等分,煎服,愈。(出《名医类案》卷二)

　　一人,湿气,二胯痛,小便不利。当归拈痛汤加滑石、木通、灯心、猪苓、泽泻。(出《名医类案》卷二)

　　丹溪治一妇,患心中如火,一烧便入小肠,急去小便,大便随时亦出。如此三年,求治。脉滑数,此相火送入小肠经。以四物加炒连、檗、小茴香、木通(佐使妙),四帖而安。(出《名医类案》卷二,参见《古今医案按》卷六)

　　一人,每晨饮烧酒数杯,后终日饮常酒,至五六月大发热。医用冰摊心腹,消复增之,内饮以药,三日乃愈。(出《名医类案》卷二,参见《推求师意》卷上)

　　一人,年二十,四月间病发热。脉浮沉皆有不足意,其间得洪数一种,随热进退不时,知非伤寒。因问:必是饮酒过量,酒毒在内。今为房劳，气血虚乏而病作耶？曰：正月间每晨饮烧酒，吃犬肉，近一月矣。遂得病情。用补气血药，加干葛以解酒毒，服一帖微汗。懈怠，热如故，因思是病气与血皆虚，不禁葛根之散，必得枸杞子方可解也。偶有一小枝在书册中，加前药内，煎服而愈。（出《名医类案》卷二，参见《古今医案按》卷一、《推求师意》卷上）

一人，患痰，血滞不行，胸中有饮。服韭汁三四盏，胸中烦躁不宁，无效。以瓜蒌仁一钱，半夏二钱，贝母三钱，为末，炊饼丸麻子大，姜汤送下（即抑痰丸）。（出《名医类案》卷三）

一人，患干咳嗽，声哑。用人参、橘红各一钱半，白术二钱，半夏曲一钱，茯苓、桑白皮、天冬各七分，甘草、青皮各三分，五帖。后去青皮，加五味二十粒，知母、地骨皮、瓜蒌仁、桔梗各五分，作一帖，入姜煎，再加黄芩五分，仍与四物，入童便、竹沥、姜汁，并炒黄檗，二药昼夜间服，两月声出而愈（先以六君子加天冬、桑皮、青皮，后配入养阴清火润肺之品，妙）。（出《名医类案》卷三）

一人，痰嗽，胁下痛。先以白芥子、姜汁、竹沥、瓜蒌、桔梗、连翘、风化硝、姜，蜜丸，嚼化，茶清下。（出《名医类案》卷三）

一人，痰多喘嗽。用白术、半夏、香附、苍术各一两，黄芩、杏仁各半两，姜汁糊丸服。（出《名医类案》卷三，参见《古今医统大全》卷四十四）

浦江吴辉妻，孕时足肿，七月初旬，产后二日洗浴，即气喘，但坐不得卧者五个月（产后元虚气喘，岂能至五月耶），恶寒，得暖稍宽，两关脉动，尺寸皆虚无，百药不效。朱以牡丹皮、桃仁、桂枝、茯苓、干姜、枳实、厚朴、桑皮、紫苏、五味、瓜蒌实煎汤服之，一服即

宽,二三服得卧,其病如失。盖作污血感寒治之也。(出《名医类案》卷三,参见《古今医案按》卷五、《女科证治准绳》卷五)

一妇,久痢,因哭子变疟。医与四兽饮之类,一日五六作,汗如雨不止,凡两月。朱诊之,脉微数,食少疲甚。盖痢后无阴,悲哀伤气,又进湿热之药,助起旺火,正气愈虚,汗既大出,无邪可治,阴虚阳散,死在旦夕,岂小剂之所能补?遂用参、术各二两,白芍一两,黄耆半两,炙甘草二钱,作大服,浓煎一盏,日服三四次,两日寒热止而愈。(出《名医类案》卷三,参见《古今医案按》卷三、《玉机微义》卷七、《古今医统大全》卷三十七、《医学纲目》卷六)

一壮男子,因劳役发嗽,得痎疟,又服发散药,三发后变为发热,舌短,语言不正,痰吼有声。脉洪数似滑(洪数似滑之脉,兼之发热,似乎表里未清,而用独参汤,须看他服发散药之后之变症耳)。先用独参汤加竹沥二蛤壳,后吐胶痰三块,舌本正而言可辨。症未退,后用人参黄耆汤服半月,诸症皆退。粥食调养二月,方能起立而愈。(出《名医类案》卷三,参见《古今医统大全》卷三十七、《医学纲目》卷六)

二妇人同病疟。一者面光泽,乃湿在气分,非汗不解,两发汗出而愈。一者面赤黑色,乃暑伤血分(疟赤黑面色为暑),用四物加辛苦寒之剂,二日发唇疮而愈。临病处治,其可执一乎?(出《名医类案》卷三,参见《玉机微义》卷七)

丹溪治一人,年五十余,因湿气〔1〕,呕吐酸水如醋,素饮酒。以二陈汤加白术、苍术、砂仁、藿香、黄连,二帖而安。(出《名医类

---

〔1〕 湿气 《续名医类案》卷十六作"湿热病"三字。

案》卷四,参见《续名医类案》卷十六)

一人,因久病心痛咽酸,治愈后,至春中脘微胀,面青气喘。意谓久病衰弱,木气凌脾,以索矩三和汤而安。(出《名医类案》卷四)

一人,作劳饮酒醉卧,膈痛,饥而过饱,遂成左胁痛,一块如掌,按之甚痛,倦怠不食。脉细涩沉弱不数,此阴滞于阳也。以韭汁少许,桃仁七枚,服三次,块如失。痛在小腹,块如鸡卵,以童便研桃仁十余粒,又以韭饼置痛处熨之,半日前后,大便通而安。(出《名医类案》卷五)

一人,茶癖。用石膏、黄芩、升麻为末,砂糖水调服,愈。(出《名医类案》卷五,参见《丹溪心法》卷三)

一妇,死血食积痰饮成块在胁,动作雷鸣,嘈杂眩晕,身热时作时止。以台芎、山栀(炒)、三棱、莪术(并醋煮)、桃仁(去皮尖)、青皮、麦皮面各五钱,黄连一两(半用吴萸炒,半用益智炒,去萸,益不用)、山楂、香附各一两,萝卜子一两半,炊饼丸服。(出《名医类案》卷五,参见《丹溪治法心要》卷七、《古今医案按》卷八)

丹溪治一人,虚损盗汗,遗精白浊。用四物加参、术、黄耆、知母、黄檗、牡蛎、牛膝、杜仲、五味,煎服,寻愈。(出《名医类案》卷五,参见《古今医案按》卷六)

一人,虚损,小便中常出精血。以四物加山栀、参、术、麦冬、黄檗、木通、车前子、茯苓。(出《名医类案》卷五)

一人,年六十五,精滑常流。以黄檗、知母、蛤粉、山药、牡蛎,

饭丸梧桐子大,盐汤下八十丸。(出《名医类案》卷五,参见《古今医案按》卷六)

一人,潮热精滑。八物加黄檗、知母、牡蛎、蛤粉。(出《名医类案》卷五)

一男子,至夜脊心热而梦遗,用珍珠粉丸、猪苓丸,遗止。终服紫雪,脊热毕除。(出《名医类案》卷五,参见《古今医案按》卷六)

一男子,脉洪,腰热遗精。用沉香和中丸下之,导赤散泻其火而愈。乃知身热而遗者,热遗也(按:沉香和中丸即王仲阳之滚痰丸)。(出《名医类案》卷五,参见《医学纲目》卷二十九)

丹溪壮年有梦遗症,每四十五日必一遗(琇按:必遇立春、春分及立夏、夏至等节)。累用凤髓丹、河间秘真丸,效虽少见,而遗终不除。改用远志、菖蒲、韭子、桑螵蛸、益智、酸枣仁、牡蛎、龙骨、锁阳等,为丸服之,寻愈。(出《名医类案》卷五,参见《古今医案按》卷六)

一男子,丁年〔1〕梦遗。群医以珍珠粉丸,罔效。亦以远志、菖蒲等剂投之,应手而愈。(出《名医类案》卷五)

一壮男子,梦遗白浊,少腹有气冲上,每日腰热,卯作酉凉,每腰热作则手足冷,前阴无气来耕,腰热退则前阴气耕,手足温,又且多下气,暮多噫时振,隔一旬二旬必遗。脉旦弦搏而大,午洪大(琇按:木火为病),知其有郁滞也。先用沉香和中丸大下之,次用加

---

〔1〕 丁年　青壮年。

减八物汤下滋肾丸百粒。若稍与蛤粉等涩药,则遗与浊滋甚,或一夜二遗,遂改用导赤散大剂并汤服之,遗浊皆止。(出《名医类案》卷五,参见《古今医案按》卷六、《医学纲目》卷二十九)

有二中年男子,皆梦遗。医或与涩药,反甚,连遗数夜。乃先与神芎丸大下之,继制猪苓丸服之,皆得痊。(出《名医类案》卷五,参见《古今医案按》卷六、《医学纲目》卷二十九)

丹溪治一人,年三十六,虚损瘦甚,右胁下疼,四肢软弱。二陈汤加白芥子、枳实、姜炒黄连、竹沥,八十帖安(治虚人有痰,此方可法)。(出《名医类案》卷六)

一人,两足痿重,不任行动,发则肿痛。一日,在不发中,诊脉,三部皆大搏手,如葱管无力,身半以上肥盛。盖其膏粱妾御,嗜欲无穷,精血不足,湿热太盛。因用益精血于其下,清湿热于其上,二方与之(谁谓丹溪法无补于世哉)。或言脚气无补法,故不肯服。三月后痛作,一医用南方法治(汗),不效,一医用北法治之(下),即死于溺器上。吁!业岐黄者,虚实之辨,盖可以忽乎哉(补法)?(出《名医类案》卷六,参见《推求师意》卷上)

一人,虚损潮热,肾偏坠,小肠气。四物加小茴香、吴萸、胡芦巴各五分,枳子、青皮、山楂,渐愈。(出《名医类案》卷六,参见《古今医统大全》卷六十)

一中年男子,伤寒身热,医与伤寒药,五七日变神昏而喑。遂作本体虚有痰治之,人参半两,黄耆、白术、当归、陈皮各一钱,煎汤,入竹沥、姜汁,饮之十二日,其舌始能语得一字,又服之半月,舌渐能转运言语,热除而痊。盖足少阴脉挟舌本,脾足太阴之脉运舌本,手少阴别系舌本,故此三脉虚,则痰涎乘虚闭塞其脉道,而舌不能转运言语也。若此三脉无血,则舌无血营养而暗。经云:刺足少阴脉,重虚出血,为舌难以言。又言:刺舌下中脉太过,血出不止为暗。治当以前方加补血药也(此案不可为训。既云伤寒七日后变神昏而暗,恐热传少阴心经,即作体虚有痰,亦当配清热之品,不得纯用补剂。并下一条俱丹溪翁案)。(出《名医类案》卷七,参见《古今医案按》卷五、《医学纲目》卷二十七)

一男子,五十余岁,嗜酒,吐血后不食,舌不能言,但渴饮水(热),脉略数(火)。与归身、芍、地各一两,参、术各二两,陈皮两半,甘草二钱,入竹沥、童便、姜汁少许,二十余帖,能言。若此三脉,风热中之则其脉弛纵,故舌亦弛纵,不能转运而暗,风寒客之则其脉缩急,故舌卷而暗,在中风半身不收求之也。(出《名医类案》卷七,参见《古今医案按》卷五、《医学纲目》卷二十七)

丹溪治一人,遗精,误服参、耆及升浮剂,遂气壅于上焦而暗,声不出。乃用童便浸香附,为末调服,而疏通上焦以治暗,又用蛤粉、青黛为君,黄檗、知母、香附佐之为丸,而填补下焦以治遗,十余日良愈(《本草》言尿主久嗽失音,故治暗多用尿白,能降火故也)。(出《名医类案》卷七,参见《古今医案按》卷五、《医学纲目》卷二十七、《杂病证治准绳》卷五)

一人,患卒暗。杏仁三分,去皮尖,熬,别杵桂一分如泥,和,取杏核大绵裹,含,细细咽之,日夜三五次。(出《名医类案》卷七,参见《医学纲目》卷二十七)

丹溪治一妇,贫而性急,忽衄作如注,倦甚。脉浮数,重取大

（大为阳，脉亦有大则为虚，非重取而得之也）且衄，此阳滞于阴，病虽重，可治。急以萱草根入姜汁各半，饮之（《本草》云：萱草根同姜汁服，乃大热衄血仙方），就以四物汤加香附、侧柏叶，四服。觉渴，仍饮以四物十余帖而安（有形之血不能速生，无形之气所当急固，况症倦甚而衄如注耶？乃先生以为阳滞于阴，不投参、术而用四物，后学宜细心别焉）。（出《名医类案》卷八）

一人，咳嗽吐血。四物加贝母、瓜蒌、五味、桑白皮、杏仁、款冬花、柿霜（今人治血大率如此）。（出《名医类案》卷八，参见《古今医统大全》卷四十二）

一人，年五十，劳嗽吐血。以人参、白术、茯苓、百合、白芍药、红花、细辛（细辛、红花配方甚奇）、黄耆、半夏、桑白皮、杏仁、甘草、阿胶、诃子、青黛、瓜蒌、海石、五味、天门冬。（出《名医类案》卷八，参见《古今医统大全》卷四十二）

一人，近四十，咳嗽吐血。四物换生地，加桑白皮、杏仁、款冬花、五味、天门冬、桔梗、知母、贝母、黄芩。（出《名医类案》卷八，参见《古今医统大全》卷四十二）

一人，不咳吐而血见口中，从齿缝舌下来者。药用滋肾水、泻相火治之，不旬日而愈。后二人证同，俱以此法治之，效。（出《名医类案》卷八，参见《推求师意》卷上）

丹溪治一人，嗜酒，因逃难，下血而痔痛。脉沉涩似数，此阳滞于阴也。以郁金、芎、芷、苍术、香附、白芍药、干葛、炒曲，以生姜半夏汤调服，愈（浮数大芤，为阳滞于阴，沉涩似数，亦曰阳滞于阴，但用药不同。想衄血与下血不同，毋混治也，且此数味俱皆升阳之

药)。(出《名医类案》卷八,参见《古今医统大全》卷四十二)

一人,虚损,大便下血,每日二三碗,身黄瘦。以四物加藕节汁一合,红花、蒲黄各一钱,白芷、升麻、槐花各五分,服之,愈。(出《名医类案》卷八,参见《古今医统大全》卷四十二)

一人,因湿气右手疼痛挛拳。以二陈加金毛狗脊、杜仲、川芎、升麻。(出《名医类案》卷八)

一人,湿气脚挛拳,伸不直。用当归拈痛汤加杜仲、黄檗、川芎、白术、甘草、枳壳,愈。(出《名医类案》卷八,参见《古今医案按》卷八)

一人,虚损,心中常如有官事不了之状。以四君子加参、术、黄耆、茯苓多服,愈。(出《名医类案》卷八)

一妇,产后秘结,脉沉细。服黄檗、知母、附子,愈。(出《名医类案》卷九)

一人[1],面浮油光,微肿色变,眉脱痒。二世疬风,死者三人。与醉仙散,出涎水如盆而愈。(出《名医类案》卷九,参见《推求师意》卷下)

一人,面肿,色变黑,燥痒,眉发脱落,手足皮燥厚拆[2],痛痒

---

〔1〕 一人　清代魏之琇校订《名医类案》,注"此赵以德案"。
〔2〕 拆　同"坼",裂开。

无全肤,有时痒入骨髓,爬[1]至血出,稍止复作,昼夜不眠。与醉仙丹、再造丸二药而愈。(出《名医类案》卷九,参见《推求师意》卷下)

一妇,两足胫疮溃,眉落。与再造散一服,愈。年少,不能断欲忌口,一年复发。其前二人不发者,亦非能如法调摄,由病得之未深,鼻柱未坏,疮未溃腐故耳。故人抱病,不可不早治也。(出《名医类案》卷九,参见《推求师意》卷下)

一人,左丝竹空穴壅出一角,如鸡距。此少阳经气多血少。朱戒其断酒肉,解食毒,须针灸以开发壅滞。他工以大黄、硝、脑等冷药贴之,一夜裂开如蚶肉,血溅出长尺余而死。此冷药外逼,热不得发故也。(出《名医类案》卷九,参见《续名医类案》卷三十一、《医学纲目》卷十八、《外科证治准绳》卷一)

按:《续名医类案》卷三十一载录此案,叙述周详,兹录于下,以备参核:

郑经历,性嗜酒与煎爆,年五十余,忽春末夏初患额丝竹空涌出一角,长短大小如鸡距,稍坚。求治,曰:此非膏粱所致而何?宜断厚味,先解食毒,针灸以开泄壅滞。未易治也,此少阳经所过,气多血少者。郑以惮烦,召他医,以大黄、朴硝、脑子等凉药罨之,一夕豁开如酱蚶,径三寸,一二日后,血自蚶中溅出高数尺而死。此凉药外逼,热郁不得发,宜其发之暴如此也。

一士人,于背臀腿节次生疽,用五香连翘汤、十宣散而愈。后脚弱懒语,肌上起白屑如麸,脉洪稍鼓。时冬月,朱作极虚处治,令急作参耆归术膏,以二陈汤化下,尽药一斤半,白屑没大半,呼吸有

——————
[1] 爬　搔。

力。其家嫌效迟，自作风病治之，服青礞石等药，因致不救。故书以为戒。（出《名医类案》卷九，参见《续名医类案》卷十三、《外科理例》卷二及卷五、《医学纲目》卷十八、《外科证治准绳》卷二）

按：《续名医类案》卷十三载录此案，叙述周详，兹录于下，以备参核：

一士人，因脚弱求诊，两手俱浮洪稍鼓，饮食如常，惟言问不答，肌上起白屑如麸片。时在冬月，作极虚处治。询其弟，乃知半年前曾于背臂腿三处自夏至秋冬节次生疽，率用五香连翘汤、十宣散与之，今结痂久矣。为作参耆白术当归膏，以二陈汤化饮之，三日后尽药一斤，白屑没者大半，病者自喜，呼吸有力。补药应取效以渐，而病家反怨药不速应，自作风病论治，炼青礞石二钱半，以青州白丸作料煎饮子，顿服之。阻之不听，因致不救，书以为警云。

丹溪治一人，背痈径尺，穴深而黑。急作参耆归术膏，饮之三日，略以艾芎汤洗之，气息奄奄，然可饮食，每日作多肉馄饨，大碗与之，尽药膏五斤，馄饨三十碗，疮渐合。肉与馄饨，补气之有益者也。（出《名医类案》卷十，参见《外科理例》卷一及卷五、《古今医统大全》卷八十、《医学纲目》卷十八、《外科证治准绳》卷一及卷四）

按：《医学纲目》卷十八载录此案，叙述周详，兹录于下，以备参核：

予治章兄，背疽径尺，家贫，待死而已。视疮穴黑深，似有近内之意。急作参耆归术膏，饮三日，略以艾芎汤洗。气息奄奄，不可支持，幸其身不发热，而可进饮食，每日作馄饨，大碗与之。尽药膏五斤，馄饨多肉者三十碗，疮口渐合，以其因肉与馄饨助气之有益也。

一老人，背发疽径尺，已与五香、十宣散数十帖，呕逆不睡，素有淋病。急以参耆归术膏，以牛膝汤入竹沥饮之，淋止思食，尽药

四斤,脓自涌出而愈。(出《名医类案》卷十,参见《医学纲目》卷十八、《外科证治准绳》卷二及卷四)

按:《医学纲目》卷十八载录此案,叙述周详,兹录于下,以备参核:

一老人,年七十,患背疽径尺余,已杂与五香、十宣数十帖,脓血腥秽,呕逆不食者旬余。病患自去吃内托散,隔[1]中不安,且素有淋病三十年,今所苦者淋之痛,与呕吐不得睡而已。急以参、耆、归、术煮膏,以牛膝汤入竹沥饮之,三日后尽药一斤半,淋止思食,七日后尽药四斤,脓自涌出而得睡,又兼旬而安。

一人,发背痈疽,得内托、十宣多矣,见脓,呕逆发热(发热决非如炀火),又用嘉禾散加丁香。时天热,脉洪数有力,此溃疡尤所忌,然形气实。只与参膏、竹沥饮之,尽药十五六斤、竹百余竿而安。后不戒口味,夏月醉坐水池中,经年余,左胁旁生软块,二年后成疽,自见脉症呕逆如前,仍服参膏等而安。若与十宣,其能然乎?(出《名医类案》卷十,参见《外科理例》卷二及卷五、《医学纲目》卷十八、《外科证治准绳》卷二及卷四)

按:《医学纲目》卷十八载录此案,叙述周详,兹录于下,以备参核:

一男子,年六十余,性好酒肉,背疽见脓,呕逆发热,盖其得内托、十宣多矣。医以呕逆,于嘉禾散中加丁香以温胃行气,时七月大热,脉洪数有力。予因谓:此脉症在溃疡尤为忌。然形气实,只与人参膏和竹沥饮之,尽药十五斤,竹百余竿而安。予曰:此病幸安也,不薄味,必再作。仍厚味自若,夏月醉后,坐水池中,又年余左胁旁生一软块如饼,二年后软块为疽。本人见脓血淋漓,而脉洪数有力,又呕逆食少,遂自以人参膏入竹沥饮之,又百余竿而安。

---

[1] 隔 同"膈"。

今八十岁,强健如旧。此病两以老年血气弱,专服人参、竹沥而愈。若与内托、十宣散,恐未能若是之安全也。脓溃之后,肿退肌宽,痛必渐减,而反痛者,此为虚也,宜补之。亦有秽气所触者,宜和解之。亦有风寒逼者,宜温散之。补者,归、耆之类;和解者,乳香、芍药之类;温散者,防风、桂枝之类。

一人,形实色黑,背生红肿,近髀骨下痛甚。脉浮数而洪紧。正冬月,与麻黄桂枝汤加酒柏、生附子、瓜蒌子、甘草、人参、羌活、青皮、黄耆、半夏、生姜,六帖而消。(出《名医类案》卷十,参见《外科理例》卷五)

一人,患脑疽,面目肿闭,头燌[1]如斗。此膀胱湿热所致。以黄连消毒散二剂,次以槐花酒二碗,顿退。以指按下,肿即复起,此脓成也,于颈额肩颊各刺一孔,脓并涌出,口目始开。更以托里药加金银花、连翘,三十剂全愈(正治法)。(出《名医类案》卷十)

丹溪治一壮年,骹骨疼。以风药饮酒一年,乃以防风通圣散去硝、黄,加生犀角、浮萍,与百余剂,成一疽,近皮革,脓出而愈。后五六年,其处再痛。朱曰:旧病作,无能为矣。盖发于新娶之后,多得香辣肉味。若能茹淡,远房劳,犹可生也。出脓血四五年,沿及腰背皆空,又三年而死。此纯乎病热者。(出《名医类案》卷十,参见《外科理例》卷五)

一女,髀枢穴生附骨疽,在外侧廉少阳之分,始末悉用五香汤、十宣散,一日恶寒发热,膈满,犹大服五香汤,一夕喘死。此升散太多,阴血已绝,孤阳发越于上也。(出《名医类案》卷十,参见《外科

---

[1] 燌　音 xìn,炙烧。

理例》卷一、《医学纲目》卷十八、《外科证治准绳》卷一)

　　按:《医学纲目》卷十八载录此案,叙述周详,兹录于下,以备参核:

　　胡经历女,及笄,性急而形实,未许嫁,厚味积毒已深,髀骨中痛者年余。医以气药杂治之,愈而复发。至秋冬令,忽大痛发热,医者方悟髀枢穴上生附骨疽,在外廉侧少阳之分。其厚味性急自若,自首至尾悉是五香汤、十宣散,服至疮溃,犹与五香汤者月余,忽一日恶寒发热膈满,医者不悟升散太多,阴血已绝,孤阳狂越于上,犹恨服五香饮欠多,致膈间有滞,大服以进,一夕喘汗而死。

　　一少年,天寒极劳,骱骨痛,两月后生疽,深入骨边,卧二年,取剩骨而安。此寒转热者也。(出《名医类案》卷十)

　　一妇,以毒药去胎,后当脐右结块,块痛甚则寒热,块与脐高一寸(有形之块),痛不可按。脉洪数。谓曰:此瘀血流溢于肠外肓膜之间,聚结为痈也。遂用补气血行结滞排脓之剂,三日决一锋针[1],脓血大出,内如粪状者臭甚。病妇恐,因谓气血生肌,则内外之窍自合,不旬日而愈。(出《名医类案》卷十,参见《古今医案按》卷十、《推求师意》卷上、《外科证治准绳》卷二)

　　丹溪治一人,肩井后肿痛,身热且嗽,其肿按之不坚。此乃酒痰流结也。遂用南星、半夏、瓜蒌、葛根、芩、连、竹沥作煎饮之,烧葱根熁肿上,另用白芥子、白矾作小丸,用煎药吞二十丸,须臾痰随嗽出,半日约去三四碗而愈。(出《名医类案》卷十,参见《推求师意》卷上)

――――――――

〔1〕　锋针　针具名,即三棱针,为《灵枢》所载九针之一。

一妇,年二十余,形肥,痞塞不食,每日卧至未〔1〕,饮薄粥一盏,粥后必吐水半碗,仍复卧,经不通三月矣,前番通时黑色。脉辰时寸关滑有力,午后关滑,寸则否。询之,因乘怒饮食而然。遂以白术两半、厚朴、黄连、枳实各一两,半夏、茯苓、陈皮、山楂、人参、滑石各八钱,砂仁、香附、桃仁各半两,红花二钱,分作十帖,每日服一帖,各入姜汁二蚬壳,间三日以神祐丸、神秘沉香丸微下之,至十二日吐止,食渐进,四十日平复如故。(出《名医类案》卷十一,参见《古今医案按》卷九、《医学纲目》卷三十四、《女科证治准绳》卷一)

一妇患此〔2〕,破漆纱帽烧灰,米饮下,愈。(出《名医类案》卷十一,参见《古今医统大全》卷七十三)

一人患前症,用旧幞头〔3〕烧灰,酒调下五分,愈。(出《名医类案》卷十一)

一妇,孕三月,吐痰水并饮食,每日寅卯作,作时觉小腹有气冲上,然后膈满而吐,面赤微躁,头眩,卧不能起,肢疼微渴。盖肝火挟冲脉之火冲上也。一日甚,二日轻,脉和,右手寸高,药不效者,将二月余。偶用沉香磨水化抱龙丸(抱龙丸方:人参、天竺黄、琥珀、檀香、茯苓、甘草、枳壳、枳实、南星、金箔、山药、辰砂),一服膈宽,气不上冲,二三服吐止,眩减食进而安。(出《名医类案》卷十一,参见《古今医案按》卷九、《医学纲目》卷三十五)

一孕妇,七月嘈杂吐食,眩聋,心下满塞,气攻肩背,两肘皆痛,

---

〔1〕　未　未时,下午一时至三时。
〔2〕　此　指交肠病。
〔3〕　幞头　一种包头的软巾。幞,音 fú。

要人不住手以热物摩熨，得吐稍疏。脉大。以炒条芩二钱半，白术、半夏各二钱，炒黄连、炒栀子、炒枳壳、当归、陈皮、香附、苍术各一钱，人参、茯苓各钱半，砂仁、炙甘草各五分，生姜七片，服二帖后，嘈杂吐止，心满塞退，但于夜间背肘之痛用摩熨，遂与抱龙丸水化服之，其疾如失。（出《名医类案》卷十一，参见《医学纲目》卷三十五）

一妇，年三十余，或经住，或成形未具，其胎必堕。察其性急多怒，色黑气实，此相火太盛，不能生气化胎，反食气伤精故也，亦壮火食气之理。因令住经第二月用黄芩、白术、当归、甘草，服至三月尽止药，后生一子。（出《名医类案》卷十一，参见《古今医案按》卷九、《推求师意》卷下、《女科证治准绳》卷四）

一妇，经住三月后，尺脉或涩，或微弱，其妇却无病。知是子宫真气不全，故阳不施，阴不化，精血虽凝，终不成形，至产血块，或产血胞。（出《名医类案》卷十一，参见《古今医案按》卷九、《推求师意》卷下、《女科证治准绳》卷四）

一妇，腹渐大如怀子，至十月，求易产药。察其神色甚困，难与之药。不数日，生白虫半桶。盖由妇之元气太虚，精血虽凝，不能成胎而为秽腐，蕴积之久，湿化为热，湿热生虫，理之所有。亦须周十月之气发动而产，终非佳兆。其妇不及月死。湿热生虫，譬之沟渠污浊积久不流，则诸虫生于其间矣。（出《名医类案》卷十一，参见《古今医案按》卷九、《推求师意》卷下、《女科证治准绳》卷四）

一产妇，阴户一物如帕垂下，或有角，或二歧，俗名产颓，宜大补气以升提之。以参、耆、术各一钱，升麻五分，后用川归、芍药、甘

草、陈皮调之。（出《名医类案》卷十一）

　　一人，连年病疟，后生一子，三月病，左胁下阳明少阳之间，生一疖甫平，右腋下相对又一疖，脓水淋漓，几死。医以四物汤、败毒散，数倍加人参，以香附为佐，犀角为使，大料乳母〔1〕，三月而愈。逾三月，忽腹胀，生赤疹如霞片，取蒭刀草汁调原蚕砂，敷，随消。又半月移胀入囊为肿，黄莹裂开，二丸显露，水出，以紫苏叶盛枰炭末托，旬余而合。（出《名医类案》卷十二及卷九，参见《医学纲目》卷三十六）

　　一小儿，胎受热毒，生下两目不开。灯心、黄连、秦皮、木贼、枣各五钱，水一盏煎，澄清，频洗而开。（出《名医类案》卷十二，参见《幼科证治准绳》卷一）

　　一子，十余岁出痘，热时出，根脚密，呕吐不食，腰背骨节痛，大渴，喉亦痛，全不食者半月余。脉浮弦洪而数。与参、耆、归、术、炙草、陈皮、茯苓、黄芩煎服之。至五日色淡，又加桂少许，归、耆再用酒制。至七日痒甚，加丁香数粒，附子少许，痒止。至八九日，渴大作而腹泄泻，痒，至午寒战，以参、术为君，耆、归、陈、茯、炙草、芩为臣。至十一日不靥，或时谵语，但守本方服之，后自吐痰多而安。（出《名医类案》卷十二，参见《医学纲目》卷三十七、《幼科证治准绳》卷五）

　　一女，伤寒，但腹痛甚，日夜啼哭，手足厥冷，危殆。时痘灾大行，疑是痘症，遂取生猪血，急用脑麝和灌，一服得睡，痘出乃安。（出《名医类案》卷十二、《幼科证治准绳》卷六）

―――――――――

〔1〕　大料乳母　用大剂给乳母服用。

《续名医类案》诸案

朱丹溪治一人，夜间发热，早晨退，五心烦热无休。六脉沉数，此郁火也。用升阳散火汤，热退。以四物加知、檗，佐以干姜，调理而安。（出《续名医类案》卷五，参见《名医类案》卷二）

一妇人，年五十余，形实，喜作劳，性急味厚，喜火食，夏却患热，恶寒发热，更无休时，衣被虽厚，常凛然[1]，两脉皆涩。朱作杂合邪治之，遂以四物汤加陈皮，以人参、白术为君，生甘草、黄檗为佐，多入姜汁，吞通神丸三十丸，回金、抑青各二十丸，阿魏十丸。煎三帖而得睡，第五帖而身和，第七帖通身微汗，诸症皆除。（出《续名医类案》卷六，参见《医学纲目》卷六）

一人，久疟，先间日，后一日一来，早晚不定，皆肾不纳气故也。用人参、茯苓、半夏各一钱，丁香、五味子各五分，益智、甘草各三分，姜水煎服。（出《续名医类案》卷七）

朱丹溪治一中年男子，痈溃后发热干呕，背发丹熛，用诸般敷贴丹熛药，乃用刀于个个丹头出血，皆不退。后用半夏、生姜加补剂治呕，不效。遂纯用参半两，归、术各一钱五分，浓煎，一帖呕止，二三帖丹渐缓，热渐减，约五十余帖，热始除，神气始复。（出《续名医类案》卷九，参见《医学纲目》卷二十、《外科证治准绳》卷五）

鲍允中，年五十岁，风丹痒甚，腹微痛，咽不利，面目微肿，五六日不退。两寸脉滑大实，右浮大，左浮弦小。以炒芩、炒连、四物、

---

[1] 凛然　畏寒的样子。

枳、梗、甘草、鼠粘、紫薇各一钱，防风、黄耆各五分，凡五六帖而安。
（山《续名医类案》卷九，参见《医学纲目》卷二十、《外科证治准绳》卷五）

　　朱丹溪治一人，因劳倦发热，医以小柴胡汤、黄连解毒汤（芩、连、栀、柏）、白虎汤等剂，反加痰气上涌，狂言，目不识人，目赤上视，身如烈火。六脉洪数七八至，按之豁然，左略弦而芤。此因中气不足，内伤寒凉之物，致内伤发热，又与苦寒药太多，为阴盛格阳之症。与补中益气汤加姜、附、大枣，二剂而愈。（出《续名医类案》卷十，参见《名医类案》卷二）

　　朱丹溪治一人，患跗[1]肿，渐上膝，足不可践地，头面遍身肿胀。用苦瓠瓤实捻如豆大，以面裹，煮一沸，空心服七枚，至午当出水一斗，三日水自出不止，大瘦乃瘥。须慎口味（苦瓠须择无瓣翳细理紧净者，不尔有毒。与徐文江妻用葫芦治法略同）。（出《续名医类案》卷十三，参见《医学纲目》卷二十四）

　　一妇人，胸膈不利，饮食少思，腹胀吞酸。或用疏利之剂，反致中满不食。此脾土虚而肝木胜，用补中益气汤加砂仁、香附、煨姜，又以六君子加芎、归、桔梗而愈。（出《续名医类案》卷十三，参见《女科证治准绳》卷三）

　　朱丹溪治一妇，气自小腹丹田冲上，遂吐清水，火气上逆，由丹田虚寒故也。用白术二两，白豆蔻五钱，为末，早饭后以白汤[2]送下。白术补脾，豆蔻温肺，此药服之，则金水相生，其病自愈。若

―――――――――

〔1〕　跗　音 fū，脚。
〔2〕　白汤　白开水，古时称开水为"汤"。

在男子纯阴无阳,则为不治之症矣(按:既是丹田虚寒,何以纯用脾药?所云金水相生之义亦未的,二药不过补脾扶气而已)。(出《续名医类案》卷十四)

郑仲本[1],年二十七,因吃热补药,又妄自学吐纳,以致气乱血热,嗽血消瘦,遂与行倒仓法。今嗽血消瘦已除,因吃炒豆米,膈间有一点气梗痛,似有一条丝垂映在腰,小腹亦痛,大率偏在左边。此肝部有恶血[2]行未尽也。滑石、枳壳各一两,柴胡、黄连各五分,桃仁二两,黄丹三钱,生甘草二钱,红花一钱,服法同前。(出《续名医类案》卷十四,参见《医学纲目》卷十六、《杂病证治准绳》卷四)

朱丹溪治超越陈氏,二十余岁,因饱后奔走数里,遂患哕病,但食物连哕百余声,半日不止,饮酒与汤则不作,至晚发热,如此者三月。脉涩数,以血入气中治之。用桃仁承气汤加红花煎服,下污血数次,即减。再用木香和中丸加丁香服之,十月而愈。(出《续名医类案》卷十四,参见《医学纲目》卷二十二、《杂病证治准绳》卷三)

朱丹溪治一人,素耽[3]于酒,患遍身关节肿痛,此愈彼剧,胸膈不宽。此酒湿症,痰饮在胃,流注经络,即流饮症也。用二陈汤加酒芩、苍术、羌活、威灵仙、泽泻,倍葛根而愈。(出《续名医类案》卷十六)

朱丹溪治飞丝入目,红肿如眯,痛涩不开,鼻流清涕,用京墨浓磨,以新笔涂入目中,闭目少时,以手张开,其丝自成一块,看在眼

---

〔1〕 郑仲本 此案见《丹溪医按》咳血八,患者名"仲本",与其下"王会之"案为两案,与《续名医类案》、《医学纲目》、《杂病证治准绳》所载不同。
〔2〕 恶血 瘀血。
〔3〕 耽 沉迷。

白上,却用绵轻轻拭去,即愈。如未尽,再治。又飞丝入目,用头垢点入目中,即出,神效。(出《续名医类案》卷十七,参见《医学纲目》卷十三)

丹溪治一中年人,右鼻管流浊且臭。脉弦小,右寸滑,左寸涩。灸上星、三里、合谷,次以酒芩二两,苍术、半夏各一两,辛夷、川芎、白芷、石膏、人参、葛根各五钱,分七帖服之,全愈。乃痰郁火热之症也。(出《续名医类案》卷十七,参见《医学纲目》卷二十七)

一人,鼻中流臭黄水,脑亦痛,名控脑痧,有虫食脑中。用丝瓜藤近根三五尺许,烧存性,为细末,酒调服,即愈。又灸法:囟会(在鼻中直上,入发际二寸,再容豆是穴)、通天(在囟会上一寸,两旁各一寸)灸七壮,随鼻左右灸。常见灸后去臭肉一块,从鼻中出,臭不可言而愈。(出《续名医类案》卷十七)

朱丹溪治一妇,上腹大痛,连及两胁,以香附末汤调而安。(出《续名医类案》卷十九,参见《古今医统大全》卷二十三)

朱丹溪治一人,痛当脐,绵绵不已,脉弦伏无力。因作挟阴治,理中加肉桂八分,附子三分,煎,冷服,随愈。(出《续名医类案》卷十九)

朱丹溪治吴江王氏子,年三十岁,忽阴挺长,肿而痛。脉数而沉实。用朴硝荆芥汤浸洗,又用三一承气汤大下之,愈。(出《续名医类案》卷十九,参见《医学纲目》卷十四、《杂病证治准绳》卷六)

儒者章立之,左股作痛。用清热渗湿之药,色赤肿胀,痛连腰胁,腿足无力。此足三阴虚。用补中益气、六味地黄两月余,元气

渐复，诸症渐退。喜其慎疾，年许而痊。（出《续名医类案》卷十九）

府庠钟之英，两腿生疮，色黯，如钱似癣者三四，痒痛相循，脓水淋漓，晡热内热，口干面黧。此肾虚之症。用加味六味丸，数日而愈。（出《续名医类案》卷十九）

一男子，素遗精，脚跟作痛，口干作渴，大便干燥，午后热甚。用补中益气加白芍、元参及六味丸而愈。（出《续名医类案》卷十九）

周都宪，两腿作痛，形体清癯[1]，肝脉弦数，都属有余之症。用龙胆泻肝汤治之，愈。（出《续名医类案》卷十九，参见《外科理例》卷五）

一妇人，两腿作痛，不能伸展。脉弦紧，按之则涩。先以五积散二剂，痛少止，又一剂而止，更以神应养真而能屈伸。（出《续名医类案》卷十九，参见《外科理例》卷五）

一男子，腿痛，每痛则痰盛，或作嘈杂。脉滑而数。以二陈汤加升麻、二术、泽泻、羌活、南星治之而安。（出《续名医类案》卷十九，参见《外科理例》卷五）

一男子，素有脚气，胁下作痛，发热，头晕呕吐，腿痹不仁。服消毒护心等药，不应。左关脉紧，右关脉弦，此亦脚气也。以半夏左经汤治之而愈。（出《续名医类案》卷十九，参见《外科理例》卷五）

一男子，脚软肿痛，发热饮冷，大小便秘。右关脉数，乃足阳明经湿热流注也。以大黄左经汤治之而愈。（出《续名医类案》卷十

----

〔1〕 清癯 清瘦。癯，瘦。

九,参见《外科理例》卷五)

一男子,臁胫兼踝脚皆焮痛,治以加味败毒而愈。(出《续名医类案》卷十九,参见参见《外科理例》卷五)

一男子,两腿肿痛,脉滑而缓,此湿痰所致也。先以五苓散加苍术、黄檗,二剂少愈。更以二陈、二术、槟榔、紫苏、羌活、独活、牛膝、黄檗而瘥。夫湿痰之症,必先以行气利湿健中为主。若气和则痰自消,而湿亦无所容矣。(出《续名医类案》卷十九,参见《外科理例》卷五)

一妇人,两腿作痛,脉涩而数,此血虚兼湿热。先以苍术、黄檗、知母、龙胆草、茯苓、防风、防己、羌活数剂,肿痛渐愈。又以四物汤加二术、黄檗、牛膝、木瓜,月余而愈。(出《续名医类案》卷十九,参见《外科理例》卷五)

一妇人,脚胫肿痛,发寒热。脉浮数,此三阳经湿热下注为患,尚在表。用加味败毒散治之,不应,乃瘀血凝结,药不能及也。于患处砭去瘀血,乃用前药二剂,顿退,以当归拈痛汤四剂而愈。(出《续名医类案》卷十九,参见《外科理例》卷五)

一妇人,两腿痛,遇寒则筋挛。脉弦而紧,此寒邪之症。以五积散对四物汤,数剂痛止。更以四物汤加木瓜、牛膝、枳壳,月余而愈。(出《续名医类案》卷十九,参见《外科理例》卷五)

一男子,腿肿筋挛,不能动履[1]。以交加散二剂而愈。(出《续名医类案》卷十九,参见《外科理例》卷五)

———————————

[1] 动履　举步行走。

一妇人，患腿痛，不能伸屈，遇风寒痛益甚，诸药不应，甚苦。先用活络丹一丸，顿退，又服而瘳。次年复痛，仍服一丸，顿退大半，更以独活寄生汤四剂而愈。（出《续名医类案》卷十九，参见《外科理例》卷五）

一男子，素有脚气，又患附骨疽，作痛。服活络丹一丸，二症并瘳。（出《续名医类案》卷十九，参见《外科理例》卷五）

一男，素有腿痛，饮酒〔1〕过伤，痛益甚，倦怠脉弱。以六君子汤加山楂、神曲、苍术、芎、归、升、柴而愈。（出《续名医类案》卷十九，参见《外科理例》卷五）

一老人，素善饮，腿常疼痛〔2〕。脉洪而缓。先以当归拈痛饮，候湿热少退，后用六君子汤加苍术、黄檗、泽泻治之而痊。（出《续名医类案》卷十九，参见《外科理例》卷五）

一男子，每饮食稍过，胸膈痞闷，或吞酸，两腿作痛。用导引丸二服，顿愈。更以六君子汤加神曲、麦芽、苍术二十余剂，遂不复作。河间云：若饮食自倍，脾胃乃伤，则胃气不能施行，脾气不能自布，故下流，乘其肝胃之虚，以致足肿。加之房事不节，阳虚阴盛，遂成脚气。亦有内伤饮食，脾胃之气有亏，不能上升，则下注为脚气者，宜用东垣开结导引丸，开导引水，运化脾气。如脾虚湿气壅遏，通致面目发肿，或痛者，宜用导滞通经汤以疏导之。（出《续名医类案》卷十九，参见《外科理例》卷五）

〔1〕饮酒　《外科理例》卷五作"饮食"。
〔2〕疼痛　《外科理例》卷五作"肿痛"。

一妇人，患腿兼足胫弯挛痛。服发散药，愈甚。尺脉弦紧，此肝肾虚弱，风湿内侵也。以独活寄生汤治之，痛止，更以神应养真丹而弗挛矣。（出《续名医类案》卷十九，参见《外科理例》卷五）

一膏粱之人，两脚发热，作渴。左尺脉数而无力。谓此足三阴亏损，防患疽。不信，反服清热化痰之药，更加晡热头晕，又服四物、知、檗、日晡热甚，饮食渐少而发疽。乃用补中益气、六味地黄百余而愈。其不信，以致不起者多矣。（出《续名医类案》卷十九）

朱丹溪治一妇人，产后患乳痈。用香白芷、连翘、甘草节、当归、赤芍、青皮、荆芥穗各半两，贝母、花粉、桔梗各一钱，栝蒌半个，作一帖，水煎，半饥半饱服，细细呷之。有热，加柴胡、黄芩。忌酒肉椒料。敷药用南星、寒水石、皂角、白芷、川贝、草乌、大黄七味为膏，醋调，鹅翎扫敷肿痛，效。（出《续名医类案》卷二十五）

朱丹溪治一子，七岁，痘将出未出之际，腹泄数行，其泄色黑，不发根窠，三日后痒，抓出即黑水，口渴，其根窠如水疥状，不红泽，不起发，食少。脉浮数有力，按之虚。遂用参、耆、归、术、陈皮、肉豆蔻为君，炙甘草、诃子、桂为使，水煎熟，好酒些少，咽下痒立止，食立进，根窠红泽而起发，二服全愈。（出《续名医类案》卷二十六，参见《医学纲目》卷三十七、《幼科证治准绳》卷六）

朱丹溪治元杜清碧[1]，学道武夷，至婺源，病脑疽，自治不愈。朱往视之，曰：何不服防风通圣散？清碧曰：服数次矣。朱曰：盍以酒制之？清碧乃悟，服不尽剂而愈。自此心服丹溪。（出

---

[1] 杜清碧　元代人，曾在敖继翁《金镜录》基础上增补舌图二十四幅，成《伤寒金镜录》。

《续名医类案》卷三十一，参见《外科理例》卷五、《古今医统大全》卷八十一、《外科证治准绳》卷三）

朱丹溪治一妇人，年六十，厚味郁气，而形实多妒，夏无汗而性急，忽左乳结一小核，大如棋子，不痛，自觉神思不佳，不知食味。经半月，以人参汤调青皮、甘草末，入生姜汁，细细呷，一日夜五六次，至五七日消矣。此乃乳岩之始，不早治，隐至五年十年已后发，不痛不痒，必于乳下溃一窍，如岩穴出脓。又或五七年十年，虽饮如故，食如故，洞见五内，乃死。惟不得于夫者有之。妇人以夫为天，失于所天，乃能生此。谓之岩者，以其如穴之嵌峭空洞，而外无所见，故名曰岩。患此者，必经久淹延〔1〕。惟此妇治之早，消患于未形，余者皆死，凡十余人。又治一初嫁之妇，只以青皮、甘草与之，安。（出《续名医类案》卷三十一，参见《医学纲目》卷十九、《外科证治准绳》卷三）

朱丹溪曰：予见吴兄，厚味气郁，而形实性重，年近六十，患背疽。医与他药，皆不行，惟香附末饮之甚快，始终只此一味，肿溃，恃此以安。此等体实千百而一见者也。（出《续名医类案》卷三十二，参见《外科理例》卷二、《古今医统大全》卷八十、《医学纲目》卷十八、《外科证治准绳》卷一）

《古今医案按》诸案

一男子，年近五十，久病痰嗽，忽一日感风寒，食酒肉，遂厥气〔2〕走喉，病暴喑。与灸足阳明别之丰隆二穴各三壮，足少阴照海穴各一壮，其声立出。信哉！圣经之言也。仍以黄芩降火，为

---

〔1〕　淹延　久延缠绵。淹，久。
〔2〕　厥气　逆乱之气。《素问·阴阳应象大论》："厥气上行，满脉去形。"

君,杏仁、陈皮、枯梗泻厥气,为臣,诃子泻逆,甘草和元气,为佐,服之良愈。(出《古今医案按》卷五,参见《名医类案》卷七、《医学纲目》卷二十七)

丹溪又治一男子,患淋久,囊大如球,茎如槌,因服利药多,痛甚。脉微弱如线。以参、耆、归、术加肉桂、元胡各一钱,木通、山栀、赤芍、赤茯苓、甘草梢等药,一服痛稍减,二服小溲利,四服愈。(出《古今医案按》卷六,参见《名医类案》卷九)

一人色苍黑,年五十余,素善饮,忽玉茎坚挺,莫能沾裳[1],不可屈腰作揖,常以竹篾为弯弓状,拦于玉茎之前,但小溲后即欲饮酒,否则气不相接。盖湿热流入厥阴经而然也,专治厥阴湿热而愈。(出《古今医案按》卷八,参见《名医类案》卷八)

一妇,行经色淡若黄浆,心腹嘈杂。此脾胃湿痰故也。以二陈汤合四物,入细辛、苍术,数服即止。(出《古今医案按》卷九,参见《名医类案》卷十一)

一女子,经水下如黑豆汁。此络中风热也。以四物加黄芩、川连、荆芥穗、蔓荆子,数服血清色转。(出《古今医案按》卷九,参见《名医类案》卷十一)

丹溪治一妇[2],产后四肢浮肿,寒热往来,盖因败血流入经络,渗入四肢,气喘咳嗽,胸膈不利,口吐酸水,两胁疼痛。遂用旋覆花汤,微汗渐解,频服小调经,用泽兰梗煎汤调下,肿气渐消。

---

〔1〕　裳　下衣。《诗经·齐风·东方未明》:"东方未明,颠倒衣裳。"
〔2〕　丹溪治一妇　此案《名医类案》卷十一在吴菱山名下。

（出《古今医案按》卷九，参见《名医类案》卷十一）

《古今医统大全》一案

　　丹溪[1]治一妇人，年三十余，病齿痛不可忍，口吸凉风则暂止，闭口则复痛。此阳明湿热为患也。用黄连、胡桐泪苦寒，薄荷、荆芥辛凉，四味治湿热为主，升麻苦平，行阳明经为使，牙齿骨之余，以羊骨补之为佐，麝香少许为引用，共为细末，擦之，痛减半。又以调胃承气去硝，加黄连，治其本，下二三行而止，遂不复作。（出《古今医统大全》卷六十四，参见《名医类案》卷七、《古今医案按》卷七）

《医学纲目》诸案

　　又治一老人泄痢，百方不应，膈闷食减。丹溪与吐剂，吐出胶痰升许而痢止。（出《医学纲目》卷四）

　　一丈夫，疟，脉弦细，每日近午发。此风寒也。白术、柴胡、青皮、半夏、苍术各二钱，麻黄、木通各一钱半，桂一钱，甘草。（出《医学纲目》卷六）

　　小娘，患疟，汗，但未到下体。白术二钱，麻黄、知母各一钱，半夏一钱半，人参、桂枝各半钱，分二帖，姜三片，水二盏半，煎至半盏，露星月下一夜，次日早空心热服。（出《医学纲目》卷六）

　　产妇，年三十余，身热，头痛肚痛。陈皮、白术、白芍各二钱，黄

---

〔1〕　丹溪　《名医类案》卷七、《古今医案按》卷七并作"东垣"。

芩二钱半，川芎一钱，干姜、牡丹皮、甘草各一钱半，荆芥半钱，分四帖煎服。（出《医学纲目》卷十五，参见《女科证治准绳》卷五）

谢老人，形实，夏月无汗，成久嗽病。半夏（姜制）、紫苏叶各一两，右二味为末，入砂末、蚬壳末、神曲末，以栝蒌穰、桃仁各半两和丸，先服三拗汤三帖，方服此丸子。（出《医学纲目》卷二十六及卷十七，参见《杂病证治准绳》卷五、《类方证治准绳》卷二）

一男子，年近六十，形素肥，初夏于左膊外廉侧生一核，方圆二寸余，不甚痛。召予治，诊其脉息，缓大而弱。予曰：此因忧闷而生，当气升散之时，须急与人参膏五六斤，又看作何应。病家召他外科，以十宣散五六帖而疮甚。予曰：此大虚也，勿以轻小视之。病家不信，一外科仍以十宣散进之，又五六帖，疮平陷，出清水而死。（出《医学纲目》卷十八，参见《外科理例》卷一、《外科证治准绳》卷一）

往见张兄之子，甫二岁，遍身赤疹如霞片。予向见其母久病痁，谓毒热在血所成者。张曰：谁不因母血所成？何谓毒热之血？予曰：其母虽痁，食肉如平时，肉性热，与宿疾之热相搏，非毒欤？张不之信，自取五六大蚚〔1〕吮其血，疹顿消，乳食起居如旧。予曰：非其治也，未可以为喜。张怒。越二三日，大发热而暴死。非竭之于外，血去而气不能独居乎？（出《医学纲目》卷十八，参见《外科证治准绳》卷一）

盛兄，两手麻弦，饮后呕清水。神曲、苍术、香附各五钱，益元散一两，半夏七钱半，右为末，姜汁浸蒸饼为丸。（出《医学纲目》卷

---

〔1〕 蚚　音 qí，蚂蟥。

二十二）

辉五孺人，瘰疬已好，止是食少乏力，肚泄自汗。牡蛎一钱半，白术二钱，干姜三钱，陈皮五分，黄耆二分，当归一分，白水煎服。（出《医学纲目》卷二十三）

光明人，脚肿，肚略急，身微热，脉略数，口干。白术一钱，茯苓五分，炒干葛五分，苏梗五钱，大腹皮三钱，炙甘草一钱，川芎二钱，陈皮五分。（出《医学纲目》卷二十四）

凡治嗽，未发以扶正气为要，已发以攻邪气为主。尝治一中年男子，久嗽，每发时不食数日，声撼四邻，百治不效。脉寸沉伏，关滑。遂于未发时用人参、白术、当归、地黄，以姜汁制之，栝蒌实、陈皮、茯苓、黄芩、黄连、干姜些少，煎汤，下青礞石丸。将发时，先用神秘沉香丸下之，次与前药中加杏仁、枳实、苏叶，倍栝蒌实，煎服。一月后证减十分之八，后遂守此方，渐安。凡治数人，皆以此法加减治之，皆得大效。（出《医学纲目》卷二十七）

平江冼伯宁，家丰，好内厚味，每年至四月九月内必发气喘，抬肩吐痰。脉沉涩而细数。诸医用平肺之药，数年不愈，如此者六七年。用人参生地黄膏，和当归、牛膝、肉苁蓉、枸杞子、五味子、知母、黄檗、天门冬、玄参末，为丸如桐子大，每服百丸，空心服，以救肺虚；又用阿魏、黄连、山楂、沉香、牛黄、辰砂、胆星、陈皮、神曲，糊为丸如桐子大，临卧姜汤下三四十丸，治厚味。服讫，复用琼玉膏一剂继服之而安。（出《医学纲目》卷二十七，参见《名医类案》卷三）

一丈夫，发热五日，倦甚略渴。得洪脉，不甚数，略重则散大，此内伤症也。用白术二钱，人参、陈皮、柴胡各钱半，黄耆、苍术各一钱，木通六分，甘草少许，右分二帖，水煎服。（出《医学纲目》卷三十）

予族侄女，笄年[1]出痘，灰白色，身热喘嗽，渴。脉洪有力。与八物汤加连翘、桔梗、犀角屑、半夏、木通、紫草、干葛、石膏、杏、枳、连、芩、前胡、栝蒌仁服之，十帖后色红活，喘嗽缓减渐微。但热未除，遂于前方减耆、杏、胡、枳、连、芩、蒌七味，服三十余帖而安。安后发皆落，月余方起床，虚之盛也。（出《医学纲目》卷三十七，参见《名医类案》卷十二、《幼科证治准绳》卷六）

又一男子，二十余岁，出痘已破，未破者灰白色，又杂间以黑陷倒靥者，发热寒战，身痛。脉洪，或时弦。亦与八物加木通、红花、紫草、陈皮、连翘，服十余帖而安。（出《医学纲目》卷三十七，参见《名医类案》卷十二、《幼科证治准绳》卷六）

《外科证治准绳》诸案

一后生，作劳，风寒夜热，左乳痛，有核如掌。脉细涩而数，此阴滞于阳也。询之已得酒，遂以栝蒌子、石膏、干葛、台芎、白芷、蜂房、生姜，同研入酒服之，四帖而安。（出《外科证治准绳》卷三，参见《名医类案》卷十、《古今医案按》卷十、《外科理例》卷四）

一妇人，内热胁胀，两乳不时作痛，口内不时辛辣，若卧而起急，则脐下牵痛。此带脉为患。用小柴胡加青皮、黄连、山栀，二剂

---

[1]　笄年　女子成年。笄，音 jī，往盘头上插簪子。

而瘥。（出《外科证治准绳》卷三，参见《名医类案》卷十、《古今医案按》卷十）

一妇人，发热作渴，至夜尤甚，两乳忽肿。肝脉洪数，乃热入血室也。用加味小柴胡汤，热止肿消。（出《外科证治准绳》卷三，参见《名医类案》卷十、《古今医案按》卷十、《外科理例》卷四）

校 释 后 记

一、朱丹溪其人

朱丹溪是享誉当时并在后世受到广泛推崇的医家，而这种生前身后的荣耀，在中国医学史上并不多见。元末学者戴良撰《丹溪翁传》，说："丹溪翁者，婺之义乌人也，姓朱氏，讳震亨，字彦修，学者尊之曰丹溪翁。"可知"丹溪"是尊称，而之所以称"丹溪翁"，是因"先生所居曰丹溪，学者尊之而不敢字，故因其地称之曰丹溪先生云"（宋濂《故丹溪先生朱公石表辞》）。宋濂为明代"开国文臣之首"，与朱丹溪交厚，朱丹溪去世，宋濂"中心尤摧，咽不自胜"（同上），撰《故丹溪先生朱公石表辞》。宋濂称"先生生于至元辛巳十一月二十八日，卒于至正戊戌六月"（同上），则朱丹溪当享年七十八岁。朱丹溪年轻时致力于科举，但"尚侠气，不肯出人下。乡之右族咸陵之，必风怒电激，求直于有司"（同上）。"右族"即大族，为"右族"所陵，可知为普通人家，因此朱丹溪称自己"穷而在下"（同上）。元代大儒许谦在八华山讲学，朱丹溪从其精研理学。许谦，字益之，自号白云山人，与朱丹溪同郡，不仅承朱熹所传之学，而且是朱熹之学的发扬光大者。许谦名满天下，朱丹溪则是他最优异的弟子，朱丹溪也从此与理学结下因缘，并力图用理学来解释医学。朱丹溪大约参加过两次乡试，但都未考中。

朱丹溪步入医林，初因自己母亲之患病，后得乃师许谦的建议，而其医术精进，得益于刘完素的再传弟子罗知悌。罗知悌传刘完素学术，但"性倨甚"（宋濂《故丹溪先生朱公石表辞》），属于恃才傲物之流，却对朱丹溪"修容见之，一见如故交"（同上），可见朱丹溪不同寻常处。朱丹溪拜别罗知悌后，学术大进，以至"四方以病来迎者，遂辐辏于道"（戴良《丹溪翁传》）。

朱丹溪著有《宋论》《格致余论》《局方发挥》《伤寒论辨》《外科精要新论》《本草衍义补遗》等。弟子有赵道震、赵良仁、王履、刘叔渊、戴原礼、张翼等。

朱丹溪学术的核心观点是"滋阴论"。其所以强调"滋阴",是因为人体多"阳有余阴不足",而人体之所以"阳有余阴不足",是因为人体的先天禀赋以及"相火"的戕贼。朱丹溪说:"天地为万物父母。天,大也,为阳,而运于地之外;地,居天之中,为阴,天之大气举之。日,实也,亦属阳,而运于月之外;月,缺也,属阴,禀日之光以为明者也。"(《格致余论·阳有余阴不足论》)由于"天地为万物父母",所以人禀天地日月之气而成"阳有余阴不足"之身,此为先天之因。至于后天,由于"主闭藏者肾也,司疏泄者肝也,二脏皆有相火,而其系上属于心。心,君火也,为物所感则易动,心动则相火亦动,动则精自走,相火翕然而起,虽不交会,亦暗流而疏泄矣"(同上),这种由"五性感物"而生的相火"暴悍酷烈,有甚于君火者"(《格致余论·相火论》),便自然不能不是"元气之贼"了。要使相火不成为"元气之贼",朱丹溪提出"人心听命乎道心,而又能主之以静。彼五火之动皆中节,相火惟有裨补造化,以为生生不息之运用耳,何贼之有"(同上)。在这里,"人心"当是人之情性,是人与生俱来的,彼此无差的;"道心"则需要经过一番工夫而后可以具备,而这番工夫便是"格物、致知、诚意、正心"。于是,朱丹溪提出"主之以静",主张"收心养心",撰写"饮食色欲箴序",皆本"滋阴"而出。

朱丹溪的"滋阴"学术思想既基于临床实际,又与当时官宦豪富之家的奢靡风习有关,更受到理学观点的巨大影响。实际上,"滋阴"是用于救治其阴已虚的,是补救之法,而要使其阴不虚,则在于"葆精毓神"。在朱丹溪看来,"葆精毓神"不仅是指节制房事、饮食调理等方法或技术,更是思想观念和人格修养的结果,所以他才对"凡有关于伦理者,尤谆谆训诲"(戴良《丹溪翁传》)。在这里,我们不难找到"存天理,灭人欲"(《朱子语类》卷十二)的影子。

朱丹溪以《内经》等经典著作为依据,以宋元理学观点为指导,以临床实践为基础,以"滋阴"观点为核心,以刘完素、李东垣、张子和三家论说为借鉴,开创了独具特色的学术体系,并对后世产生了重大影响。

二、朱丹溪的医案

医家医案少有自辑成书者,个人医案专书大多为其弟子或后人整理而成,朱丹溪也不例外。今传有明初戴原礼所辑《丹溪医按》,系戴原礼"当侍教之日,见先生用药治病……从而录之,名曰医按"。(《丹溪医按》王行序)但其书并非朱丹溪医案的集成之作,朱丹溪的医案远不仅《丹溪医按》所载。

载有朱丹溪医案的医书很多,如《校释说明》所述,大致可分为丹溪亲撰之书、托名丹溪之书、医案类书、其他医书四类。兹将这些医书及成书情况,连同《丹溪医按》稍加展开论述,使读者有一整体印象。

(一)《丹溪医按》

朱丹溪弟子有赵道震、赵以德、王履、刘叔渊、戴原礼等。今传《丹溪医按》即戴原礼所辑。据《丹溪医按》王行序,系戴原礼"当侍教之日,见先生用药治病,病异而药异,此固然也。有病同而药殊,有病异而药同,然病无不瘳者。肃斋从而录之,名曰'医按'"。该书仅存孤抄本,藏苏州医学院图书馆。刘时觉、薛轶燕二氏2005年整理其书,作为《丹溪逸书》的一部分,由上海中医药大学出版社出版。

(二)丹溪亲撰之书

戴良在《丹溪翁传》中说:"翁春秋既高,乃徇张翼等所请,而著《格致余论》《局方发挥》《伤寒辨疑》《本草衍义补遗》《外科精要新论》诸书,学者多诵习而取则焉。"《格致余论》《局方发挥》有传本至今，《本草衍义补遗》虽经明代方广补编，也是朱丹溪原著。《中国医籍考》著录朱丹溪医书有《素问纠略》等12种，除亡佚及托名者外，今存仅《格致余论》《局方发挥》《本草衍义补遗》三书。三书中《格致余论》《局方发挥》属医论医话类，论说中夹有医案，《本草衍义补遗》属本草类，其"铅丹"条有一处类似医案的文字。

（三）托名丹溪之书

朱丹溪去世后，诸弟子渐传其学，后人更辗转相承，于是有《丹溪心法》《丹溪治法心要》《金匮钩玄》《丹溪手镜》《丹溪先生医书纂要》等书行世。此类医书虽题为朱丹溪撰，但经考证均为后人之作。如《丹溪心法》出于明景泰间，《丹溪治法心要》出于明嘉靖间，《丹溪手镜》出于明天启间，《金匮钩玄》则为朱丹溪弟子戴原礼所撰。在中国学术史上，前贤总是引起后人的景仰和关注，拾其遗佚，间以己意，汇集成编而托前贤以行世，是常见之事。如《庄子》三十三篇，分"内篇"、"外篇"和"杂篇"，一般认为"内篇"为庄子亲撰，"外篇"为庄子弟子所撰，或庄子与其弟子合撰，至于"杂篇"，则多出后人之手。由于朱丹溪的巨大成就及其理学身份，后世出现题署其名的医书是可以理解的。这些医书虽可能掺入其他成分，却在一定程度上承载着朱丹溪的学术思想。其中流传较广、影响较大的如《丹溪心法》《丹溪治法心要》《金匮钩玄》及《丹溪心法附余》等，已成为后人研究朱丹溪学术的重要依据。朱丹溪医案见于《格致余论》者47则，见于《局方发挥》者10则，见于《本草衍义补遗》者1则，这显然不是朱丹溪医案的全部。朱丹溪医案既能"得诸见闻，班班可纪"，那么其中部分由其弟子们笔录珍藏，是完全可能的，而这些医案连同其他内容在流传过程中分合衍变成《丹溪心法》等书的基础，也是完全可能的。因此，《丹溪心法》等书虽不出于丹溪之手，但视为其学术的载体是可以成立的，其所载医案为朱丹溪医案也是基本可以成立的。

《丹溪心法》成书较早，流传较广，影响较大。《丹溪治法心要》

成书稍晚,但内容丰富,也有一定影响。《金匮钩玄》系戴原礼所撰,《四库全书总目提要》称其书"词旨简明,不愧钩玄之目。原礼所补,亦多精确。《明史·方技传》载此书于原礼传中,卷数与今本同。称其附以己意,人谓不愧其师,其为医家善本可知矣",因而可靠性较强。《丹溪手镜》出于明末,陈乾阳序称其书"得之于其后裔",当有一定可靠性。至于《脉因证治》,清初喻嘉言在《寓意草·先议病后用药》中说"如朱丹溪一家之言,其《脉因证治》一书,先论脉,次因,次症,后乃论治,其书即不行,而《心法》一书,群方错杂,则共宗之",则喻嘉言可能不曾见过《脉因证治》。今传《脉因证治》不著撰人名氏,刊行于清高宗乾隆间,内容录自《丹溪心法》《格致余论》《金匮钩玄》等书。

《丹溪心法》《丹溪治法心要》《金匮钩玄》《丹溪手镜》及《脉因证治》皆载有朱丹溪医案。

（四）医案类书

将医家医案类纂成帙,自明代江瓘始。江瓘撰集《名医类案》十二卷,为我国最早的医案类书,对后世医案类书的编纂影响巨大。清乾隆三十五年,魏之琇校订《名医类案》,"病其未备也,广为《续名医类案》六十卷,江书所漏,补载不少,而明以来为尤悉"(重刊《续名医类案》潘骏猷序)。清咸丰间,《续名医类案》经王孟英整理,厘为三十六卷,为今之通行本。《名医类案》《续名医类案》将其以前医书及史志笔记等所载医案已大致囊括,因而皆为研究中医医案的重要依据。大约与魏之琇同时而略晚,俞震选集历代医案一千余则,并加按语,纂《古今医案按》十卷,亦为重要的医案类书。

医案类书广搜博采,朱丹溪医案自不能例外。经考察,《名医类案》载朱丹溪医案凡350余则,《续名医类案》载140余则,《古今医案按》载130余则。

（五）其他医书

明清医书载录或引用朱丹溪医案者可分为三类。

第一类：朱丹溪弟子及私淑者所撰医书。朱丹溪弟子有赵道震、赵良仁、贾思城、罗成之、张翼、王履、刘叔渊、戴思恭等，后世私淑朱丹溪之学者有徐彦纯、王纶、虞抟、汪机等。戴原礼撰《推求师意》，载朱丹溪医案 20 余则，虞抟撰《医学正传》，载朱丹溪医案 10 余则。

第二类：载录朱丹溪医案的类纂性医书。此类医书主要有明代楼英《医学纲目》《六科证治准绳》等。如《医学纲目》载朱丹溪医案超过 400 则。

第三类：零星引用朱丹溪医案之书。明清时期零星引用朱丹溪医案的医书有数十种，如清代喻嘉言《医门法律》卷五连续引用朱丹溪医案 4 则，以说明疟病治法，明代高武《针灸聚英》卷二在"《玉机微义》针灸证治"题下引用朱丹溪医案 1 则，以说明"秦承祖灸鬼法"的应用，清代汪昂《本草备要》"牛肉"条中引用朱丹溪治疗林德方、萧伯善、许文懿及临海林兄四案，以说明牛肉的补益作用。这种行文中的零星引用与"类纂"不同，其案均已见载于他书。

因此，朱丹溪弟子及私淑者所撰医书和类纂性医书应作为研究朱丹溪医案的重要依据。

1. 朱丹溪弟子所撰医书

朱丹溪弟子中赵良仁、王履、戴思恭有著作传世。

赵良仁，字以德，号云居，浦江（今属浙江）人。有《金匮方论衍义》《医学宗旨》及《丹溪药要或问》。《丹溪药要或问》在丹波元胤《中国医籍考》中被注为"佚"，史长永先生于 1958 年冬在北京琉璃厂发现一种《丹溪药要或问》抄本，二卷，惜未见。

王履，字安道，号畸叟，昆山（今属江苏）人，有《医经溯洄集》《百病钩玄》等，今惟《医经溯洄集》存世。

戴思恭，字原礼，浦江（今属浙江）人，明建文帝时任太医院使，有《证治要诀》《证治要诀类方》《类证用药》《推求师意》等。

《推求师意》载朱丹溪医案 27 则，全部见于他书。其中亦有个别医案为行文中引用形式,如卷上有"夫淋必由热甚生湿,湿生则水液混浊,凝结为淋。又有服金石入房太甚,败精流于胞中,及饮食痰积渗入者,皆能成淋。先生治小儿,在胎禀父母金石余毒之气,病淋十五年,治以紫雪而愈。凡治病必求其本也"的论说,其中"先生治小儿,在胎禀父母金石余毒之气,病淋十五年,治以紫雪而愈"当看作医案。该案出于《格致余论·秦桂丸论》,《名医类案》及《古今医案按》等书亦有载录,《推求师意》不过引为论述观点的例证而已。

2. 私淑朱丹溪之学者所撰医书

私淑朱丹溪之学者有徐彦纯、王纶、虞抟、汪机等。

徐彦纯,字用诚,会稽(今浙江绍兴)人,撰《医学折衷》,后经朱丹溪弟子刘叔渊之子刘纯增补为《玉机微义》五十卷。

王纶,字汝言,号节斋,慈溪(今属浙江)人,撰《本草集要》《明医杂著》等。

虞抟,字天民,号恒德老人,义乌人,撰《医学正传》《苍生司命》等。

汪机,字省之,号石山居士,祁门(今属安徽)人,撰《运气易览》《医学原理》《痘疹理辨》《外科理例》《针灸问对》等。

上述医书中,《明医杂著》《医学正传》《玉机微义》《外科理例》载有朱丹溪医案。

《明医杂著》卷五引用朱丹溪医案1则:"观丹溪先生治一叟,发热而昏倦,其脉大而似数,与参、耆、归、术、陈皮大料,二十剂而痘出,又二十剂而脓泡成,身无全肤,又六十剂而安,其义可见。"此案惟另见于《续名医类案》卷二十六,他书皆不载。

虞抟《医学正传》推崇朱丹溪之学,称"凡方法,备载于脉法之后。其伤寒一宗张仲景,内伤一宗李东垣,小儿科多本于钱仲阳,其余诸病悉以丹溪要语及所着诸方冠于其首。次以刘、张、李三家之方,选其精粹者继之于后。外有诸家名医有理妙方,又采附于其末,以备参考"(《医学正传》凡例),但"惟丹溪医按不录,非为厌繁,将欲采历代名医治验总成一书,名为《古今诸贤医按》,有志未暇,姑俟诸岁月云"(同上)。实际上,《医学正传》还是收载了 10 余则朱丹溪医案,如卷五载"丹溪治一妇人如痫"案,卷七载"一妇孕两月,呕吐头眩"案,并见《丹溪医按》,卷八载"丹溪治一小儿,二岁,满头生疮"案,见《格致余论·慈幼论》。

《玉机微义》载录朱丹溪医案约 30 则,《外科理例》引用朱丹溪医案约 30 余则。

3. 类纂性医书

明代出现了一些大型类纂性医书。这类医书的编纂一般先有一个编纂体例,而后将来源不同的内容分门别类地编入相应类别中。编辑方式有似类书,但所载内容则有相当部分为编纂者的论说和方药。《古今医统大全》《医学纲目》《六科证治准绳》在此类医书中有一定代表性,也都载有朱丹溪医案,应作为研究朱丹溪医案的重要参考。

三、朱丹溪医案的辑录方法

由于"朱丹溪医案"本无其书,要想依据散在资料辑成一部"过得去"的《朱丹溪医案》,实非易事。为此,我们采用了如下方法。

(一)力求完备

朱丹溪医案散在群籍,于是产生了"力争完备"的问题,即需要尽可能地将朱丹溪的存世医案辑为一帙。这无疑需要从众多医籍中采录,但尽采诸籍且纤毫无遗,又显然力所不及,或不能一蹴而就。实际上,"完备"可能只是一种愿望。辑录朱丹溪医案,很难"纤毫无遗",因为有些朱丹溪医案在被载录之前便已散佚,而有些则在反复传录抄刻中被误作其他医家的医案。如《名医类案》卷一载"一人年近五十,大便下血"案,其后有与魏之琇同校《名医类案》

的沈烺的按语一条:"此丹溪案,原刻误许学士。"这种情况虽不多见,但实际存在。因此,辑录朱丹溪医案只能"力求完备"。为此,将朱丹溪医案所涉医书大致分为丹溪亲撰之书、托名丹溪之书、医案类书、朱丹溪弟子及私淑者所撰医书、类纂性医书五类。《丹溪医按》作为目前仅存的朱丹溪医案专书,当作独立文献全文收载。

　　为"力求完备",首先考虑"随名"的方法。《名医类案》《续名医类案》《古今医案按》载录各家医案时,若同一医家有多则医案入选,一般先列"某某治某某",其后则不再题写医家名氏。如《名医类案》卷一先有"李东垣治一人,二月病伤寒发热"案,则其后"冯氏子,年十六,病伤寒"案亦是李东垣案。这种方法是有来由的,因为医案类书是从各家著作中采录医案的,而原著一般是不题医家名氏的。如《古今医案按》卷二载"丹溪云:叔祖年七十,禀甚壮,形甚瘦,夏末患泻利,至秋深,百方不效"案,出《格致余论·治病必求其本论》,但"丹溪云"三字在《格致余论》中显然是没有也不可能有的。因此,按照"随名"的方法从医案类书中辑录医案,应该是可以成立的。当然,"随名"是有风险的,若原书有误,则存在着将其他医家医案当做朱丹溪医案的可能。如《续名医类案》卷十九有"一妇人,脚叉骨痛。用苍术、白术、陈皮、白芍各三钱,木通二钱,甘草五分,二服,送大补丸五十粒"案,亦见于《丹溪医按》腰脚痛十九,并见于《医学纲目》卷十二和《类方证治准绳》卷四,为朱丹溪医案无疑,但其下自"儒者章立之左股作痛"案以下共二十则医案并无经治医家名氏,而且这些医案既不见于《格致余论》等丹溪亲撰之书,也不见于《丹溪心法》等托名丹溪之书,而是分见于《外科理例》《内科摘要》《外科发挥》《外科枢要》诸书,可靠性很是可疑。但是,为了"力求完备",我们还是辑入了这些医案。

　　为"力求完备",还采取了"孤证"的方法,即如果有一种文献载录某案为朱丹溪案,则将之作为朱丹溪医案。如《古今医案按》卷五载有"一男子,年近五十,久病痰嗽,忽一日感风寒,食酒肉,遂厥气走喉,病暴喑。与灸足阳明别之丰隆二穴各三壮,足少阴照海穴各一壮,其声立出。信哉! 圣经之言也。仍以黄芩降火,为君,杏仁、陈皮、桔梗泻厥气,为臣,诃子泻逆,甘草和元气,为佐,服之良愈"案,位置在"丹溪治一人遗精"案下,但《名医类案》卷七中此案则在"孙兆治曹都使"案下。这时"随名"显然已无能为力,于是按照"孤证"的方法将之作为朱丹溪医案辑入。若同一医案而各书所载经治医家不同,取明确载录为朱丹溪案者,不考虑各书成书之先后。如《续名医类案》卷五载"朱丹溪治一人夜间发热"案,《名医类案》却载为虞恒德案,于是按《续名医类案》辑录,将《名医类案》所载列为"参见"。

由于朱丹溪影响巨大,他人医案被误为朱丹溪医案的情况是存在的。如《续名医类案》卷九在"朱丹溪治一丈夫,因酒多下血"案下有"有人因忧愁中伤食,结积在肠胃"案,实为许叔微案,见《普济本事方》卷四。在《续名医类案》卷十七在"丹溪治一中年人,右鼻管流浊且臭"案下有"有人卒食,物从鼻中缩入脑中,介介痛不得出"案,实为《备急千金要方》卷六的一首方药。《续名医类案》卷二十八有"朱丹溪治走马牙疳,蚕蜕纸烧灰存性,入麝香少许,蜜和,敷患处,加白矾尤妙"一段文字,首先从内容看便不是医案而是药方,其次该药方已见《证类本草》卷二十一,可见与朱丹溪无关。此类则予汰出。此种方法对早于朱丹溪的医书有效,但对晚于朱丹溪的医书则有所不逮。

(二) 避免重复

朱丹溪医案被后世医籍广泛载录或征引,如《格致余论·治病先观形色然后察脉问证论》"浦江义门郑兄"案,并见于《丹溪心法》附录《丹溪翁传》《丹溪治法心要》《名医类案》《古今医案按》《外科理例》《古今医统大全》《医学纲目》以及《外科证治准绳》。还有同一医案在同一医籍中被多次载录的情况,如上案在《名医类案》卷二及卷八中均有载录。再如《医学纲目》载朱丹溪医案 440 余则,

其中与《丹溪医按》重复者 320 余则，与其他医籍重复者约近 100
则，而独见于《医学纲目》的不过 20 则左右。于是，"避免重复"成
了辑录《朱丹溪医案》的重要工作。为此，先将所涉医籍分为如下
层面：

第一层面为朱丹溪医案专书，即《丹溪医按》；

第二层面为"丹溪亲撰之书"，指《格致余论》《局方发挥》《本草
衍义补遗》等三种；

第三层面为"托名丹溪之书"，指《丹溪心法》《丹溪治法心要》
《金匮钩玄》《丹溪手镜》《脉因证治》等五种；

第四层面为医案类书，指《名医类案》《续名医类案》《古今医案
按》等三种；

第五层面为朱丹溪弟子及私淑者所撰医书，指《推求师意》《明
医杂著》《医学正传》《玉机微义》《外科理例》《医学正传》等六种；

第六层面为类纂性医书，指《古今医统大全》《医学纲目》《六科
证治准绳》等三种。

第一和第二层面诸书所载医案皆予辑入；第三层面诸书所载
医案已见于第一、第二层面诸书者不再辑入，不见于第一、第二层
面诸书者皆予辑入；第四至第六层面诸书所载医案仿第三层面诸
书方法处理。

《丹溪医按》流传过程神秘而艰难，但终成定本。其书载案
347 则，其中亦有重复者。如"富小娘疟后左胁下有块"案，两见于
"疟疾五"和"癖块廿四"。由于将《丹溪医按》作为独立医书，因此
仍其旧编，仅在重见处注明"又见"，以便读者参考。他书所载之案
与《丹溪医按》重复者，注明"参见"的书名与卷次。如上案尚载于
《医学纲目》卷二十五，注为"参见《医学纲目》卷二十五"。

《格致余论》《局方发挥》《本草衍义补遗》所载医案为医论中所
论及，且详略出入较大。由于此三书为朱丹溪亲撰，因而无论其案
与《丹溪医按》是否重复，皆予辑入。如《格致余论·恶寒非寒病恶

热非热病论》载"周本道恶寒案",已见《丹溪医按》寒热三,但仍予辑入,但在《丹溪医按》相应位置注明"参见",如上案即注明"参见《格致余论·恶寒非寒病恶热非热病论》"。另,《格致余论》等三书所载医案亦有重复者。如"周本道恶寒案"在《格致余论》和《局方发挥》中都可见到,只是后者较前者简略而已,对此亦分别辑入而未作取舍。实际上,这种情况并不多见。《格致余论》载案46则,见于《丹溪医按》者不过5则,《局方发挥》载案10则,见于《丹溪医按》者亦不过5则,而《格致余论》与《局方发挥》两书重见者仅有"周本道恶寒案"。至于《格致余论》三书所载医案见于其他医书者,将其他医书的书名及卷次注为"参见"。如《格致余论·痛风论》载"东阳傅文,年逾六十,性急作劳,患两腿痛甚,动则甚痛"案,在《名医类案》卷八、《医学纲目》卷十二、《类方证治准绳》卷四皆有载录,于是注明"参见《名医类案》卷八、《医学纲目》卷十二、《类方证治准绳》卷四"。

《丹溪心法》《丹溪治法心要》《金匮钩玄》《丹溪手镜》及《脉因证治》五书所载朱丹溪医案,少则数则(《丹溪手镜》5则),多则200余则(《丹溪治法心要》225则)。这些医案与《丹溪医按》及《格致余论》《局方发挥》《本草衍义补遗》所载医案重复的情况很不一致。如《丹溪心法》载朱丹溪医案49则,多数不见于《丹溪医按》。《丹溪治法心要》载朱丹溪医案225则,其见于《丹溪医按》者亦不过25则。《格致余论》载案46则,见于《丹溪治法心要》者22则。为此,我们采用了如下方法:凡"托名丹溪之书"所载医案不见于《丹溪医按》及《格致余论》《局方发挥》《本草衍义补遗》等"丹溪亲撰之书"者,依次辑入;已见于《丹溪医按》及《格致余论》《局方发挥》《本草衍义补遗》等"丹溪亲撰之书"者,不再辑入原文,仅在先见之书相应位置注明"参见"。如《格致余论·痘疮陈氏方论》载"从子痘疮发热案",在《丹溪治法心要》卷八亦有载录,遂不再辑入其原文,而在《格致余论》所载案后注明"参见《丹溪治法心要》卷八"。又,将此五书以《丹溪心法》《丹溪治法心要》《金匮钩玄》《丹溪手镜》《脉因证治》为序,凡已见于前书者,不再辑入后书所载原文,仅在前书相应位置注明"参见"。如《丹溪心法》卷三载"一人便浊经年"案,亦见载于《丹溪治法心要》卷五和《金匮钩玄》卷二,则后二书所载不再辑入原文,仅在《丹溪心法》卷三所载案后注明"参见《丹溪治法心要》卷五、《金匮钩玄》卷二"。

照此方法,《丹溪心法》辑入 37 则,《丹溪治法心要》辑入 132 则,《金匮钩玄》辑入 2 则,《推求师意》辑入 1 则,《丹溪手镜》辑入 2 则,《脉因证治》辑入 4 则,《名医类案》辑入 122 则,《续名医类案》辑入 44 则,《古今医案按》辑入 6 则,《古今医统大全》辑入 1 则,《医学纲目》辑入 15 则,《外科证治准绳》辑入 3 则。

(三)同案相附

朱丹溪医案为群籍所载,因而同一医案会形成不同的"版本",其文字、方药、过程往往不同。如《格致余论·病邪虽实胃气伤者勿使攻击论》有"叶先生滞下案",原文不过一百字稍多:

"又叶先生患滞下,后甚逼迫,正合承气证。予曰:气口虚,形虽实而面黄稍白,此必平昔食过饱而胃受伤,宁忍一两日辛苦。遂与参、术、陈皮、芍药等补药十余帖,至三日后,胃气稍安,与承气两帖而安。苟不先补完胃气之伤而遽行承气,吾恐病安之后,宁免瘦惫乎?"

此案在《名医类案》卷四、《古今医案按》卷三、《古今医统大全》卷三十六、《杂病证治准绳》卷六皆有载录,《古今医案按》卷三载录尤详:

"叶先生名仪,尝与丹溪俱从白云许先生学。其记病云:岁癸酉秋八月,予病滞下,痛作绝不食饮,既而困惫,不能起床。乃以衽席及荐阙其中,而听其自下焉。时朱彦修氏客城中,以友生之好,日过视予,饮予药,但日服而病日增,朋游哗然议之,彦修弗顾也。浃旬,病益甚,痰窒咽如絮,呻吟亘昼夜,私自虞,与二子诀,二子哭,道路相传谓予死矣。彦修闻之,曰:呀!此必传者之妄也。翌日天甫明,来视予脉,煮小承气汤饮予,药下咽,觉所苦者自上下,凡一再行,意冷然,越日遂进粥,渐愈。朋游因问彦修治法。答曰:前诊气口脉虚,形虽实而面黄稍白,此由平素与人接言多,多言者中气虚,又其人务会已事,恒失之饿而伤于饱,伤于饱,其流为积,积之久,为此证。夫滞下之病,谓宜去其旧而新是图,而我顾投以参、术、陈皮、芍药等补剂十余帖,安得不日以剧?然非浃旬之补,岂能当此两帖承气哉?故先补完胃气之伤,而后去其积,则一旦霍然矣。众乃敛衽而服。"

《格致余论》所载为朱丹溪亲笔,《古今医案按》所录为叶仪手书,其详略之别竟似霄壤。如以出处之先后为辑入标准,《古今医案按》所录必不获选,若以叙述之详略为辑入标准,《格致余论》所载则为朱丹溪亲笔。为此,采取了"同案相附"的方法,即同一医案的不同"版本",其晚出却叙述周详者,附于先出"版本"之后,一则示其渊源所自,二则便于读者参核。

朱丹溪出于许谦门下,其从医与许谦的建议有关,其成名则与治愈许谦的痼疾有关。朱丹溪在《格致余论・倒仓论》中叙及自己为许谦治病的过程,但相对简略:

"吾师许文懿始病心痛,用药燥热香辛,如丁、附、桂、姜辈,治数十年而足挛痛甚,且恶寒而多呕,甚而至于灵砂、黑锡、黄芽、岁丹,继之以艾火十余万,又杂治数年而痛甚,自分为废人矣,众工亦技穷矣。如此者又数年,因其烦渴恶食者一月,以通圣散与半月余,而大腑逼迫且重,肛门热气如烧,始时下积滞如五色烂锦者,如柏烛油凝者,近半月而病似退,又半月而略思谷,而两足难移,计无所出。至次年三月,遂作此法,节节如应,因得为全人,次年再得一男,又十四年以寿终。"

此案在《名医类案》卷六、《续名医类案》卷十六、《医学纲目》卷二十二、《杂病证治准绳》卷二及卷四皆有载录,惟《医学纲目》卷二十二叙述周详，且与《丹溪医按》心脾痛十三所载略同：

　　"白云许先生，始因饮食作痰，成脾疼，后累因触冒风雪，腿骨作疼。众皆以脾疼骨疼为寒，杂进黄牙丹等药杂治，十余年间艾灸数万计，或似有效，及至病再作，反觉加重。至五十一岁时，又冒雪乘船而病愈加，至坐则不能起，扶起亦不能行，两胯骨不能开合。若脾疼作时，则两胯骨痛处似觉稍轻；若饮食甘美，脾疼不作，则胯骨重痛增。诸老袖手，计无所出。予谓此初因中脘有食积痰，杂以胃寒湿，抑遏经络，血气津液不行，痰饮注入骨节，往来如潮，其涌而上则为脾疼，降而下则为胯痛，非涌泄之法，不足以治之。时七月二十四日，遂以甘遂末一钱，入猪腰子内煨，与食之，连泻七行，至次日两足便能行步。至八月初三日，呕吐大作，不能起床，颗粒不食，但时烦躁，气弱不能言语，诸老皆归罪于七月之泻，而又知累年热补之误，皆不敢用药。予尝记《金匮》云：病患无寒热，而短气不足以息者，此实也。其病多年郁结，一旦以刀圭之剂泄之，徒动猖狂之势，他未有制御之药，所以如此。仍以吐剂达其上焦，以次第治及中下二焦。于初三日用瓜蒂，吐不透，初六日用栀子，又吐不透，初九日用附子尖三枚和浆水与之，始得大吐，其呕哕终止。前后所吐共得膏痰沫液一大水桶。初十日遂以朴硝、滑石、黄芩、石膏、连翘等凉药，㕮咀一斤，蒸煎浓汁，放井水中极冷冻，饮料之。十一月十二日、十三日、十四日每日食上件药一斤，十五日腹微满，大小便皆秘闷。予欲用大承气下之，诸老皆以为不可。十六日，六脉皆歇至。予诊其脉，独歇至卯酉二时，其余时刻平匀如旧。予曰：卯酉为手足阴阳之应，此大肠与胃有积滞不行所致，当速泻之。争论不已。至十八日，遂作紫雪半斤，十九日早紫雪成，每用一匙头，以新汲井水化下。至二十日天未明，已服紫雪五两，神思稍安，腹满亦减，遂收起紫雪不与。二十一日，大为小便闭作痛所苦，遂饮以萝卜子汁半茶钟，随手痛止，小便立通。二十二日，小腹满痛，不可扪摸，神思不佳，遂以大黄、牵牛作丸，服至三百丸，至二十三日巳时下大便,并通如烂鱼肠三碗许,臭恶可畏。是日神思稍安,诊其脉不歇至矣。二十四日,腹大绞痛,殆不能胜者约一时许,腰胯沉重且坠,两时不出声,不能言,泻下秽物如油条者一尺余,肚中如烧,片时方定。至二十五日,神思渐安,夜间得睡。二十六日,渐能出声言语。自初二日至此,并颗粒不曾入口,语言并不出声。至二十七日,方啜半盏稀粥者四次,似有生意。至次月初四日方平安。其脉自呕吐至病安日,皆是平常弦大之脉,唯有中间数日歇至少异耳。至次年四月复行倒仓法,方步履如初。”

同一医案而“版本”相悬若此,显然不可轻言取舍,于是将《格致余论》所载列为“正案”,而将《医学纲目》所载附于其后。

（四）兼采医论

“医案”与“医论”指体裁而言,但这种区别是在后世才逐渐清晰起来的。《史记·扁鹊仓公列传》载仓公“诊籍”,是标准的医案,但下迄唐宋之际,并未有医案专书问世,医案往往是附在“医论”或“医方”中的。如《备急千金要方》卷二十有“治霍乱使百年不发丸方”,方后有“武德中,有德行尼名净明,患此已久,或一月一发,或一月再发,发即至死,时在朝大医蒋许甘巢之徒亦不能识,余以霍乱治之,处此方,得愈,故疏而记之”的记载,等于说以“方”附“案”。

宋代许叔微撰《伤寒九十论》,被认为是最早的医案专书,全书以“案”引“论”,因而许叔微命其书为“九十论”而不名为“九十案”。如《伤寒九十论·大青龙汤证》:“何保义,从王太尉军中,得伤寒,脉浮涩而紧。予曰:若头疼发热,恶风无汗,则麻黄证也,烦躁,则青龙汤证也。何曰:今烦躁甚。予投以大青龙汤,三投汗解。论曰:桂枝、麻黄、青龙,皆表证发汗药,而桂枝治汗出恶风,麻黄治无汗恶寒,青龙治无汗而烦。三者皆欲微汗解。若汗多亡阳,为虚,则烦躁不眠也。”“医论”和“医案”是浑然一体的。

《格致余论》载医论42篇,论中兼叙医案46则,因而医案实际上都是从属于医论的。如《格致余论·痛风论》:“气行脉外,血行脉内,昼行阳二十五度,夜行阴二十五度,此平人之造化也。得寒则行迟而不及,得热则行速而太过。内伤于七情,外伤于六气,则血气之运或迟或速,而病作矣。彼痛风者,大率因血受热,已自沸腾,其后或涉冷水,或立湿地,或扇取凉,或卧当风,寒凉外抟,热血得寒,污浊凝涩,所以作痛。夜则痛甚,行于阴也。治法以辛热之剂流散寒湿,开发腠理,其血得行,与气相和,其病自安。然亦有数种治法稍异,谨书一二,以证予言。东阳傅文,年逾六十,性急作劳,患两腿痛甚,动则甚痛。予视之,曰:此兼虚证,当补血温血,病当自安。遂与四物汤加桃仁、陈皮、牛膝、生甘草煎,入生姜,研潜行散,热饮,三四十帖而安。又朱宅阃内,年近三十,食味甚厚,性躁急,患痛风挛缩数月,医祷不应。予视之,曰:此挟痰与气证,当和血疏气导痰,病自安。遂以潜行散入生甘草、牛膝、炒枳壳、通草、陈皮、桃仁、姜汁,煎服,半年而安。又邻鲍六,年二十余,因患血痢,用涩药取效,后患痛风,叫号撼邻。予视之,曰:此恶血入经络证。血受湿热,久必凝浊,所下未尽,留滞隧道,所以作痛。经久不治,恐成偏枯。遂与四物汤加桃仁、红花、牛膝、黄芩、陈皮、生甘草,煎,入生姜,研潜行散,入少酒,饮之数十帖,又与刺委中,出黑血近三合而安。或曰:比见邻人用草药研酒饮之,不过数帖,亦有安者。如子之言,类皆经久取效,无乃太迂缓乎?予曰:此劫病草药,石上采石丝为之君,过山龙等佐之,皆性热而燥者,不能养阴,却能燥湿。病之浅者,湿痰得燥则开,热血得热则行,亦可取效。彼病深而血少者,愈劫愈虚,愈劫愈深,若朱之病是也。子以我为迂缓乎?"

"东阳傅文"、"朱宅阃内"、"邻鲍六"三案是围绕着与"辛热之剂流散寒湿,开发腠理"治法"稍异"的治法展开的。"东阳傅文"治以"补血温血","朱宅阃内"治以"和血疏气导痰","邻鲍六"治以"四物汤加桃仁",皆与"辛热之剂流散寒湿,开发腠理"不同,所以朱丹溪举之以论证痛风治疗之灵活性与随机性。此类医案原非为

"案"而"案",《格致余论》亦非朱丹溪为述其医案而作。

明代江瓘博采群籍而成《名医类案》,所载医案有相当部分是从原书的医论中截取的。如《格致余论》有"大病不守禁忌论",强调病中禁忌对治疗的重大影响,朱丹溪先表明观点:"病而服药,须守禁忌,孙真人《千金方》言之详矣,但不详言所以守禁忌之由,敢陈其略,以为规戒。夫胃气者,清纯冲和之气,人之所赖以为生者也。若谋虑神劳,动作形苦,嗜欲无节,思想不遂,饮食失宜,药饵违法,皆能致伤。既伤之后,须用调补。恬不知怪,而乃恣意犯禁,旧染之证与日俱积,吾见医将日不暇给,而伤败之胃气无复完全之望,去死近矣。"而后举"予族叔形色俱实"和"又周其姓者形色俱实"两案,以说明"大病不守禁忌"的后果:"予族叔,形色俱实,痎疟又患痢,自恃强健能食,绝无忌惮。一日召予,曰:我虽病,却健而能食,但苦汗出耳,汝能止此汗否?予曰:痎疟,非汗出不能愈也,可虑者正在健与能食耳。此非痢也,胃热善消,脾病不化,食积与病势已甚矣。此时节择饮食以养胃气,省出入以避风寒,候汗透而安。叔曰:世俗谓无饱死痢,我今能食,何谓可虑?余曰:痢而能食者,知胃气未病也,故言不死,非谓恣食不节择者。不从所言,恣口大嚼,遇渴又多啖水果,如此者月余后,虽欲求治,不可著手矣。淹淹又月余而死。《内经》以骄恣不伦于理为不治之病,信哉!又周其姓者,形色俱实,患痢,善食而易饥,大嚼不择者五日矣。予责之曰:病中当调补自养,岂可滋味戕贼?遂教之只用熟萝卜吃粥耳,少与调治,半月而安。"

江瓘将"予族叔形色俱实"案采入《名医类案》卷三,将"又周其姓者形色俱实"案采入《名医类案》卷四,文字也有较大不同,从而成为两则似乎原不相干的医案。

又如《局方发挥》有这样一则医案:"夫噎病生于血干。夫血,阴气也,阴主静,内外两静,则脏腑之火不起而金水二气有养,阴血自生,肠胃津润,传化合宜,何噎之有?因触类而长,曾制一方,治中年妇人，以四物汤加和白陈皮、留尖桃仁、生甘草、酒红花，浓煎，入驴尿饮，以防其或生虫也，与数十帖而安。"自"夫噎病生于血干"至"何噎之有"为医论，而"因触类而长，曾制一方，治中年妇人"是从医论到医案的过渡文字，所以整段文字是无法分割的。在《名医类案》中，前面的医论被截去，医案被改写为"一中年妇人，反胃，以四物汤加带白陈皮、留尖桃仁、去皮生甘草、酒红花，浓煎，入驴尿以防生虫，与数十帖而安"，其中"反胃"二字显然是后加的。

可知古时医案在很多情况下是夹带在在医论中的，医案和医论是浑然一体而彼此映衬的。因此，采录朱丹溪医案，尤其是从《格致余论》这样的著作中采录医案，显然不能简单截取。与相应的医论关系密切而不能或很难独立的医案，需要将之与相应的医论连带采录，以展示经治医家通过该案所说明的观点。

（五）参核诸本

由于朱丹溪医案散在群籍，且被辗转引录，于是在流传过程中形成了不同的"版本"。同一医案在不同医书往往多有出入。对其中差异较大的，采用"同案相附"的方法处理，对仅有一般语词差异的，通过注明"又见"、"参见"的方式以示诸本之异同。

"又见"针对同一医书多次载录同一医案者，具体指《丹溪医按》。《丹溪医按》中有同一医案重复载录的情况，如"富小娘，疟后左胁下有块"案，既见于"疟疾五"，又见于"癖块廿四"，于是在"疟疾五"所载后注明"又见癖块廿四"，在"癖块廿四"所载后注明"又见疟疾五"。至于其他文献重复载录同一医案者，则只注明其位置。如"谢老人，形实，夏月无汗"案，在《医学纲目》卷十七和卷二十六凡两见，则标明"出《医学纲目》卷十七及卷二十六"。

"参见"针对不同医书分别载录同一医案者。实际上，几乎所有朱丹溪医案都不仅见于一部医书，很多医案在多部医书中被反复载录。以医案类书为例，《名医类案》载朱丹溪医案351则，《续名医类案》载146则，《古今医案按》载135则，但这些数据只是简单的个数统计。其中有在原书中重见者,如《名医类案》卷三载"丹溪治一人,贫劳,秋深浑身热"案,重见该书卷八。有与《丹溪医按》重见者,如《名医类案》卷二载"一妇年近二十,发热,闭目则热甚,渴思水解"案,见于《丹溪医按》寒热三。有与《格致余论》《局方发挥》等丹溪亲撰之书重见的,如《古今医案按》卷一载"丹溪治浦江郑君,年近六旬,奉养膏粱,仲夏久患滞下"案,见于《局方发挥》。有与《丹溪心法》《丹溪治法心要》等托名丹溪之书重见者,如《古今医案按》卷二载"朱丹溪治徐三官人,年五十余,六月间发热大汗"案,见于《丹溪治法心要》卷一。更有《名医类案》《续名医类案》《古今医案按》三书所载彼此重见者,如《丹溪医按》疟疾五载"浦江洪宅一妇人"案,在《名医类案》《续名医类案》《古今医案按》三书中都有载录。

对此,按照朱丹溪医案专书、丹溪亲撰之书、托名丹溪之书、医案类书、朱丹溪弟子及私淑者所撰医书、类纂性医书六个层面,采用"取先"的方法来处理,即上一层面医书已载之案,下一层面医书所载仅注明"参见",不再辑其原文。如《丹溪医按》经水三十五有"仁三孀人月事不匀"案,注明"参见《名医类案》卷十一、《医学纲目》卷三十四"。《格致余论·治病先观形色然后察脉问证论》有"浦江义门郑兄"案,注明"参见《丹溪心法》附录《丹溪翁传》《丹溪治法心要》卷四、《名医类案》卷二及卷八、《古今医案按》卷六、《外科理例》卷三、《古今医统大全》卷八十、《医学纲目》卷三十一、《外科证治准绳》卷三"。

这种按照次序"取先"的方法也有不足,因为有些医案"取先"则文字简略,叙述不详,方药不全,反倒不如后来之书详备,于是辅以"取优",即诸书所载不同而取其文字周详、叙述清晰者。如《丹溪心法》卷三载"一人因吃面内伤,肚热头痛。白术一钱半,白芍、陈皮、苍术各一钱,茯苓、黄连、人参、甘草各五分,上作一服,姜三片,煎。如口渴,加干葛二钱,再调理"案,《丹溪治法心要》卷四载录此案远较《丹溪心法》详悉:"一人因吃面,内伤吐血,热头疼。以白术一钱半,白芍药一钱,陈皮一钱,苍术一钱,茯苓五分,黄连五分,黄芩五分,人参五分,甘草五分,右作一服,姜三片煎。如口渴,加干葛二钱。再调理:白术一钱半,牛膝二钱半,陈皮一钱半,人参一钱,白芍药一钱,甘草二分,茯苓五分。又复调胃:白术二钱,白芍药一钱半,人参一钱,当归一钱,陈皮炒,一钱,黄芩五分,柴胡三分,升麻二分,甘草些少。"《丹溪治法心要》成书在《丹溪心法》之后,如"取先"则不能反映《丹溪心法》所阙的内容,于是便"取优",即按照《丹溪治法心要》辑入原文,而注明"参见《丹溪心法》卷三"。又如《丹溪治法心要》卷七载有"一妇人,上有头风鼻涕,南星、苍术、酒芩、辛夷、川芎;下有白带,南星、苍术、黄檗炒焦、白术、滑石、半夏、牡蛎粉"案,此案在《丹溪心法》卷五作"治妇人上有头风鼻涕,下有白带。南星、苍术、炒檗皮、滑石、半夏、川芎、辛夷、炒牡蛎粉、酒芩,右㕮咀,水煎,去柤,食前服",显然不是医案格式,于是"取优"而按《丹溪治法心要》辑入原文,将《丹溪心法》的文本列为"参见"。

还有一种情况,同一医案各书所载经治医家不同,如《外科证治准绳》卷三"乳痈乳岩"篇载有朱丹溪医案六则,前三则皆见于《丹溪医按》,后三则不见于《丹溪医按》,《名医类案》《古今医案按》虽予收载,但未注明为朱丹溪医案,或注以为薛己医案。按《外科证治准绳》卷三义,其为朱丹溪医案可以概定,遂按《外科证治准绳》卷三辑入,而将《名医类案》《古今医案按》所载列为"参见"。

(六)校勘异同

不同医书载录同一医案者,本着"取先"或"取优"的方法选择了辑入的"版本"。"参见"者虽不辑入原文,但其内容之差异有一定意义者,尚需通过校勘来说明,以备读者参核。对此主要采用如下方法:

1. 将辑入的朱丹溪医案文本以单个医案为单元作为底本,将列为"参见"医案文本作为校本。如《丹溪医按》肿胀十有"潘达可女"案，此案并见于《名医类案》卷四、《古今医案按》卷五和《医学纲目》卷二十四，则将《丹溪医按》所载原文作为底本，将《名医类案》卷四、《古今医案按》卷五和《医学纲目》卷二十四所载文本作为校本。

2. 凡底本有可以确认的讹、夺、衍、倒且有校本可据者，据校本改、补、删和乙正。

（1）讹　如《丹溪医按》心脾痛十三"监县之阎"案叙述症状有"自言腹胀满，手足冷过膝肘，须绵裹火烘，胸襟取热，却喜掀露"句，其中"取"字可疑，查《名医类案》卷六、《古今医案按》卷七和《医学纲目》卷十六，其字皆作"畏"，是，遂据三书改为"畏"，并出校记。

（2）夺　如《丹溪心法》卷四"一人病眼"案叙述症状有"至春夏便当作郁治"句，文义晦涩，查《丹溪治法心要》卷六、《续名医类案》卷十七，"便"下皆有"发"字，作"至春夏便发，当作郁治"，是，遂据二书补入"发"字，并出校记。

（3）衍　如《丹溪医按》心脾痛十三"四六嫂"案叙述症状有"因食生菜青梅，发昏冒雨不知人，口干肚滑"句，其中"雨"字可疑，查《医学纲目》卷十七，"冒"下并无"雨"字，作"发昏冒不知人"五字。按昏冒即是昏厥，冒与"瞀"通，为昏厥之意，《素问·玉机真藏论》"春脉……太过则人善忘，忽忽眩冒而巅疾"语可证，则"雨"为衍文可定，遂据《医学纲目》卷十七删去"雨"字，并出校记。

（4）倒　如《丹溪医按》咳嗽七"陈孺人"案叙述症状有"嗽或发或止，发时有清痰，寒作热"句，其中"寒作热"不可解，查《医学纲目》卷二十六，其文作"寒热作"，则"热"、"作"二字倒，遂据《医学纲目》卷二十六乙正，并出校记。

3. 凡底本有可以确认的讹、夺、衍、倒但无校本可据者，据文义改、补、删和乙正。如《丹溪医按》疟疾五"陈伯夫"案有"适有方事，多忧怒，患久疟"句，其中"适有方事"不可解，查《医学纲目》卷二十三,其文作"适有事"三字,意为"恰有烦难之事",则"方"字当在"有"字上,作"适方有事"而后可通,虽无校本可据,但《医学纲目》卷二十三毕竟提供了线索,于是据文义乙正为"适方有事"。

4. 校勘古籍时,凡校本与底本文字不同,义并可通而以校本义胜者,可出具异文校记。此次将散在群籍的朱丹溪医案辑录而成专集,校勘以他校为主,异文的情况比较复杂。大致有如下几种情况:

(1) 校本与底本文字不同,义并可通而以校本义胜者。如《丹溪医按》疟疾五"义一姐"案有叙述病中调养有"可淡粥带少饥,静坐调养"句,其中"带少饥"三字颇费解,查《医学纲目》卷二十三,其文作"少少塞饥"四字,文义显明。遂出具异文校记:"带少饥:《医学纲目》卷二十三作'少少塞饥'四字。"又如《丹溪医按》肿胀十"金台一安人"案有"疑素豢养,有内积"句,其中"内积"在《名医类案》卷十一、《医学纲目》卷二十四并作"肉积",结合"素豢养","肉积"当较"内积"义胜,亦出具异文校记。

(2)《格致余论》等书所载医案当出朱丹溪亲笔,其文字在后世流传中已与原案不同,却常有义胜于原案的。如《格致余论·大病不守禁忌论》"周其姓"案有"病中当调补自养,岂可滋味戕贼"句,其中"滋味戕贼"在《名医类案》卷四、《医学纲目》卷二十三并作"恣味戕贼"。按"恣"为放纵之意,"恣味戕贼"即放纵饮食以致伤损脏气的意思,较"滋味"义胜。尽管《格致余论》为朱丹溪亲笔,但《名医类案》和《医学纲目》的不同文字确有参考价值,于是也酌情出具异文校记。

(3) 后世医书在引录朱丹溪医案时,常有措辞改动的情况。如《格致余论·难产论》"予族妹苦于难产"案有"久坐胞胎因母气不能自运耳,当补其母之气,则儿健而易产"句,其中"久坐"二字在《古今医案按》卷九作"且久坐则"四字",文字自显流畅。又如《丹溪治法心要》卷二"一人早呕酒"案,其中"一人早呕酒"句在《名医类案》卷四作"一少年好酒,每早呕吐"九字,义亦显明确。对于这类情况,也酌情出具异文校记。

（4）后世医书在引录朱丹溪医案时，常有文句增减的情况。如《丹溪治法心要》卷三"一妇人腹久虚胀单胀者"案，《续名医类案》卷十三引录此案，在"一妇人"下有"血气俱虚"四字，等于增加了一个短句，而增加的这一短句对理解该案是有帮助的。对于这类情况，也出具了异文校记。

（七）训释文义

训释文义是古籍整理的重要内容之一。朱丹溪医案的文字虽不甚古奥，但在今人理解还是有一定难度的，于是在训释文义方面做了一些工作，作为对"辑校"的补充。大致情况如下：

1. 说字形

《朱丹溪医案》采用简化字体，古籍中的很多文字现象已不复显现，只有部分"古今"和"通假"关系的文字在文本中少量出现，于是需要对对古籍医案文本中的古体字和通假字注明文字关系，如"昏"同"婚"等；"烁"通"铄"等。

2. 释词义

如《丹溪医按》多次出现的"孺人"一词，为古时"命妇"名号之一，按古时诰封制度，七品官员的夫人封"孺人"。又如《丹溪医按》中有"在室"一词，古时称未嫁之女为"室女"，"在室"即尚未出嫁的意思。《格致余论·病邪虽实胃气伤者勿使攻击论》中"永康吕亲"案有"别馆"一词，一般是指别墅，但从上下文义来看，当是指私蓄姬妾之所。对于这些相对生僻的词，多根据具体情况做了注解。

3. 解短句

对于部分短句释其句义，如《格致余论·乳硬论》有"予族侄妇，年十八时曾得此病，察其形脉稍实，但性急躁，伉俪自谐，所难者后姑耳"语，其中"伉俪自谐"，先总释为"谓夫妇相爱和睦"，后据《左传·成公十一年》"已不能庇其伉俪而亡之"语，分释"伉"、"俪"二字和"伉俪"一词。至于"所难者后姑"，实是一个缺少主语的句子，先总释为"谓不能得到丈夫后母的欢心"，而后分别解释"难"和

"后姑"的意思。

4. 释典故

古文好用典故，以增强表达的效果和说服力。《格致余论·呃逆论》有"先儒谓物物具太极，学者其可不触类而长引而伸之乎"句，其中"物物具太极"本宋代黎靖德《朱子语类》卷四"物物具一太极，则是理无不全也"语，意谓凡物皆阴阳合一而蕴含着太极的道理。"触类而长引而伸之"则出于《周易·系辞上》，其原文作"引而伸之，触类而长之，天下之能事毕矣"，唐代孔颖达疏为"谓触逢事类而增长之"，表示掌握某种事物的知识或规律，就能据此而增长关于同类事物知识。此类情况皆酌情做了注解。

5. 注读音

读音生僻的字，字义往往也较生僻。如《丹溪心法》卷三"一妇人，足胫肿。红花、牛膝俱酒洗、生芐、黄檗、苍术、南星、草龙胆、川芎"案中，"生芐"即生地黄，《金匮钩玄》卷二和《名医类案》卷六亦均作"生地黄"三字，惟"芐"字生僻，即对其音义做了注释："芐，音hù，草名，即地黄。"

还有一些字原本常见，但读音有异。如《丹溪医按》王行序中称戴思恭为"金华戴氏肃斋父"，其中"父"字古时常用为对有才德的男子的美称，多附缀于表字之后，音fǔ。《诗经·大雅·大明》"牧野洋洋，檀车煌煌，驷原彭彭，维师尚父（即姜子牙）"句中的"父"字即是。

（八）归类分编

辑录《朱丹溪医案》需要依照"辑佚"的原则与方法，但其书却又非是"佚书"，因而没有可以依循的线索和结构。为便于读者，也考虑所据各书的具体情况，《朱丹溪医案》分为上、中、下三编。

《丹溪医按》为朱丹溪弟子戴原礼所辑，虽非朱丹溪医案之全部，毕竟有300余则，且是一部完整的独立文献，因此将之作为《朱丹溪医案》的上编。

今传有关朱丹溪的医书约 20 种左右,其中《格致余论》《局方发挥》《本草衍义补遗》为朱丹溪亲撰之书,《丹溪心法》《丹溪治法心要》《金匮钩玄》《丹溪手镜》及《脉因证治》五书皆与朱丹溪有关,且皆载有朱丹溪医案,因此将采自上述八书的医案作为《朱丹溪医案》的中编。

除上述外,元代以后载录朱丹溪医案的医书大致有如下三类,其一为医案类书,如《名医类案》《续名医类案》《古今医案按》等,其二为朱丹溪弟子及私淑朱丹溪之学者所撰医书,如《推求师意》《医学正传》等,其三为类纂性医书,如《古今医统大全》《医学纲目》《六科证治准绳》等。这些医书所载朱丹溪医案少则数则,多则数十则,甚至有数百则的,其中尚有相当数量的医案既不见于《丹溪医按》,亦不见于与朱丹溪有关的医书,因此去其与上、中两编重复者,作为《朱丹溪医案》的下编。

三编共采录朱丹溪医案 773 则,其中《丹溪医按》347 则(与《格致余论》重复者 5 则,与《局方发挥》重复者 4 则,其中"周本道"案三书并见),《格致余论》46 则(与《局方发挥》重复者 1 则,即"周本道"案),《局方发挥》10 则,《本草衍义补遗》1 则,《丹溪心法》37则,《丹溪治法心要》132 则,《金匮钩玄》2 则,《推求师意》1 则,《丹溪手镜》2 则,《脉因证治》4 则,《名医类案》122 则,《续名医类案》44 则,《古今医案按》6 则,《古今医统大全》1 则,《医学纲目》15 则,《外科证治准绳》3 则。

四、辑录所据群书简介

(一)《丹溪医按》

1. 成书与流传

《全国中医图书联合目录》著录有《丹溪医按》,抄本,题为"朱震亨撰,戴思恭编",藏苏州医学院图书馆。书前有王行于明洪武十年(1377)所作的序。据《明史·文苑传》,王行,字止仲,长洲(今属苏州)人,初以授徒为生,后为凉国公蓝玉招为馆师,并曾因蓝玉推荐而得到明太祖召见。《四库全书总目提要》称"其文往往踔厉风发,纵横排奡,极其意所驰骋,而不能悉归之醇正,颇肖其为人,诗格亦清刚萧爽……就文论文,不能不推一代奇才也",可知其人非同等闲。洪武二十六年(1389),蓝玉谋反案事发,王行受到牵连,亦被杀。有《半轩集》十四卷,收入《四库全书》。王行序中称《丹溪医按》系"肃斋当侍教之日,见先生用药治病,病异而药异,此固然也;有病同而药殊,有病异而药同,然病无不瘳者。肃斋从而录之,名曰'医按'",可知《丹溪医按》出自戴思恭之手。戴思恭,字原礼,号肃庵,浦江(今浙江浦江)人。家传儒术,后师从朱丹溪,闻名当时。明初授御医、迪功郎,建文帝时任太医院使,有《证治要诀》等。戴思恭师从朱丹溪十余年,又为其弟子中身份最显者,辑录乃师医案成册,应属自然。据王行序,戴思恭将其书"尝授之立方,立方为医之良,未必不由是",而王行得见《丹溪医按》,是由于王立方请王行为之作序,即所谓"乃以示予,洎为之序"。这样便可以勾画出这样一条线索:戴思恭辑录成书;戴思恭传于王立方;王立方出示于王行,并请求作序;王行作序,算是《丹溪医按》流传的第一阶段。宋濂在《故丹溪先生朱公石表辞》中列举朱丹溪医案三则,并说:"先生治疗,其神中若此甚多,门人类证有书,兹不详载。"所指或即《丹溪医按》。

　　《丹溪医按》书后有张习于明成化二十年(1484)所作的跋。张习,字企翱,吴县(今属苏州)人,成化五年(1469)进士,授礼部主事,历员外郎,出为广东提学佥事。好文辞,称博雅,喜刻书。张习敬仰王行,王行的《半轩集》便是由张习编辑刊行的。张习还善画,为明代早中期吴门画家之一,传世有《赠别图轴》。张习在跋中说:"右《丹溪医按》所载治证三十八,列条三百六十有六,乃元之金华朱先生彦修平日施治辄验,其门人戴院使原礼所辑以成书者也。院使授之吾县王立方氏,后致吴医之良者皆为先生之支委。吾友费克明世医,出以假予。谨详观其用药,皆中和平易,治证不专攻偏守,可谓得医家之王道者。遂挈之宦游北南,遇调摄失宜,或仆从有患,仓急莫获乎医,则依所著稍加扩之,投剂鲜有不取效也。”关于《丹溪医按》的成书,张习与王行的说法是一致的,但“院使授之吾县王立方氏,后致吴医之良者皆为先生之支委”一句,似乎暗示其书到王立方手中后还多有传抄,否则便不能“后致吴医之良者皆为先生之支委”。张习得到《丹溪医按》是从“吾友费克明”手中,至于费克明是否即是“吴医之良者”中的一位,其《丹溪医按》又从何而得,尚无从考证。张习得到《丹溪医按》后,认为其书“中和平易,治证不专攻偏守,可谓得医家之王道”,于是“挈之宦游北南”,除“遇调摄失宜,或仆从有患,仓急莫获乎医,则依所著稍加扩之,投剂鲜有不取效”外,还曾“图梓溥传四方,君子有意于卫生,当考求之哉”,但其愿望显然未能实现。自王行于洪武十年(1377)为《丹溪医按》作序,至张习于成化二十年(1484)作跋,凡107年,算是《丹溪医按》流传的第二阶段。

苏州医学院图书馆所藏《丹溪医按》除王行序和张习跋外,尚有署为“恐庵”的题识两条。“恐庵”其人无可考,当是《丹溪医按》抄本的收藏者。今苏州医学院图书馆所藏《丹溪医按》书名下题有“常熟杨鹤峰秘藏本”字样。藏书者为其藏书题写识语以交代相关情况,称为“题识”。因此,“恐庵”与“杨鹤峰”应是同一人。题识一称“同治丙寅孟夏,吴门海鸥生来,下榻余斋,出此相视,因嘱从弟镜湖手抄一过”。“同治丙寅”为同治五年(1866),“海鸥生”即徐康,字子晋,号窳叟,长洲(今苏州)人,工书法及绘画,兼通医术。所谓“出此相视”,便是“海鸥生”向“恐庵”出示自己携来的《丹溪医按》。题识二称“此系抄本,海鸥生得之于艺海楼”。“艺海楼”为清代藏书家顾沅的私人藏书楼,在其私家园林“辟疆小筑”中,所藏善本孤本颇多。顾沅去世后,加之咸丰间南方战乱,其藏书逐渐流散,其间《丹溪医按》为“吴中世医”徐康所得,是有可能的,而徐康将之示于友好，亦顺理成章。从"嘱从弟镜湖手抄一过"可知，今传《丹溪医按》系"恐痄"的从弟"镜湖"在同治五年据徐康从艺海楼所得之本抄录的。至于徐康从艺海楼得到《丹溪医按》，当在顾沅去世之后（顾沅于1851年去世）。从"海鸥生得之于艺海楼"到"镜湖手抄一过"，为《丹溪医按》流传的第三阶段。

需要注意的是，明世宗嘉靖三十五年（1556），徐春甫纂《古今医统大全》，其卷一"采撷诸书"中列有"《丹溪脉法》《丹溪心法纂要》《丹溪医案》《金匮钩玄》"，称"以上四书俱丹溪著"。其卷十五还引用了来自《丹溪医案》的两则医案：

"治一壮年恶寒，自用附子药多，用吐痰法及养血清热而愈。"

"又治一饮酒人，恶寒颤栗，湿热内郁，以黄耆二两，干葛一两，煎饮之，大汗而愈。"

前者即今本《丹溪医按》寒热三所载"周本道"案，但详略悬殊，后者则为《格致余论·病邪虽实胃气伤者勿使攻击论》所载"永康吕亲"案，却不见于今本《丹溪医按》。所以，徐春甫所称《丹溪医案》与今本《丹溪医按》是否为一书，或是《丹溪医按》的不同传本，尚不可知。另，日人丹波元胤《中国医籍考》卷五十三据明代焦竑《国史经籍志》著录"《丹溪医案》一卷，存"，但《四库全书总目提要》曾批评《国史经籍志》"丛抄旧目，无所考核。不论存亡，率尔滥载"，而其所录与今本《丹溪医按》的关系也有待考究。1961年出版《中医图书联合目录》亦未载《丹溪医按》。所以，《丹溪医按》的流传显得艰难而神秘。

1991年，新版《全国中医图书联合目录》著录了苏州医学院图书馆馆藏的《丹溪医按》。2005年，上海中医药大学出版社出版了刘时觉、薛轶燕编校的《丹溪逸书》，其中包括《丹溪医按》。

综上可略窥《丹溪医按》的成书及流传梗概：

元末明初，戴思恭于朱丹溪去世后辑录朱丹溪医案而成书——明初，戴思恭传于王立方——明洪武十年（1377），王行为

《丹溪医按》作序━━▶明成化二十年(1484)，张习得见《丹溪医按》
于费克明，并为之作跋━━▶明嘉靖间，徐春甫纂《古今医统大全》，
曾提及《丹溪医案》书名━━▶清咸丰、同治间，徐康(海鸥生)得《丹
溪医按》于艺海楼━━▶清同治五年(1866)，徐康向"恐庵"出示《丹
溪医按》，"恐庵"从弟"镜湖"手抄一部━━▶《丹溪医按》藏今苏州医
学院图书馆。

　2. 载录医案

　　《丹溪医按》载案 347 则，其中 332 则或见于丹溪亲撰之书如
《格致余论》等，或见于托名丹溪之书如《丹溪心法》等，或见于医案
类书如《名医类案》等，或见于丹溪后学及私淑者所撰医书如《推求
师意》等，或见于类纂性医书如《古今医统大全》等，不见于他书者
仅 13 则。

　(二) 丹溪八书

　　"丹溪八书"指《格致余论》《局方发挥》《本草衍义补遗》《丹溪
心法》《丹溪治法心要》《金匮钩玄》《丹溪手镜》《脉因证治》等八种
与朱丹溪有关的医书。

　1.《格致余论》

　　《格致余论》，一卷，载医论 42 篇，并有自序一篇。据朱丹溪自
序，此书之作，是因为"局方流行，自宋迄今，罔间南北，翕然而成
俗，岂无其故哉？徐而思之，湿热相火自王太仆注文已成湮没，至
张李诸老始有发明。人之一身，阴不足而阳有余，虽谆谆然见于
《素问》，而诸老犹未表章，是宜局方之盛行也"，于是"不揣芜陋，陈
于编册，并述《金匮》之治法，以证《局方》之未备，间以己意，附之于
后"，成医论 42 篇。此书之命名，是因为"古人以医为吾儒格物致
知一事，故目其篇曰《格致余论》"。"格致"即"格物"与"致知"，属
儒家经典《大学》提出的格物、致知、诚意、正心、修身、齐家、治国、
平天下八条目之列。将医学当作"格致"之"余"，在当时社会中并
非对医学的贬损，反倒是强调了医学的价值。

　　《格致余论》成书后，朱丹溪曾将书稿示于后来被称为明代"开国文臣之首"的宋濂。宋濂，字景濂，号潜溪，浦江（今浙江浦江）人，明初官至翰林院学士承旨、知制诰。宋濂好文学，与刘基、高启并称"明初诗文三大家"。宋濂年少于朱丹溪三十岁，但文名甚高，宋濂亦敬重朱丹溪的学问与为人，两人交谊深厚。朱丹溪去世后，宋濂曾撰《故丹溪先生朱公石表辞》（见《丹溪心法》附录）。宋濂看到《格致余论》书稿后，"受而读之，见其立言深，察证详，未尝不叹君用志之勤也……君之此书，其有功于生民者甚大，宜与三家所著并传于世"（《格致余论》宋濂题辞）。所谓"三家"，宋濂在"题辞"开篇即称"金之以善医名凡三家，曰刘守真氏，曰张子和氏，曰李明之氏"，而称《格致余论》"宜与三家所著并传于世"，"金元四大家"之称或由于此。宋濂题辞作于元至正七年（1347），因此《格致余论》成书当不晚于此。《格致余论》版本众多，据《全国中医图书联合目录》，有元刻本一种，明清及日本刻本多种，并被收入《东垣十书》《古今医统正脉全书》等丛书中。

　　《格致余论》为医论之作，为表达观点，朱丹溪常于文中夹叙医案，其中《治病必求其本论》3 则，《涩脉论》1 则，《养老论》2 则，《慈幼论》3 则，《痘疮陈氏方论》2 则，《痛风论》3 则，《疟论》1 则，《病邪虽实胃气伤者勿使攻击论》3 则，《治病先观形色然后察脉问证论》2 则，《大病不守禁忌论》2 则，《虚病痰病有似邪祟论》3 则，《胎自堕论》1 则，《难产论》1 则，《难产胞损淋沥论》1 则，《胎妇转胞病论》1 则，《乳硬论》1 则，《春宣论》1 则，《痈疽当分经络论》3 则，《鼓胀论》3 则，《秦桂丸论》1 则，《恶寒非寒病恶热非热病论》2 则，《倒仓论》4 则，《呃逆论》3 则，凡 47 则。考虑到《格致余论》为丹溪亲撰之书，也是其学术思想的主要载体，因而将其医案全部辑录。所据版本为明嘉靖八年己丑（1529 年）梅南书屋刻《东垣十书》本。另，《倒仓论》中许文懿案至"又十四年以寿终"结束，其下"其余与药一妇人，久年脚气，吐利而安"，实为另一则医案，由于文气连贯，不便强为分割,因而仍作一则医案辑录,得 46 则。

2.《局方发挥》

《局方发挥》,一卷,亦为朱丹溪亲撰。《四库全书总目提要》称朱丹溪"以《和剂局方》不载病源,止于各方下条列证候,立法简便而未能变通,因一一为之辨论,大旨专为辟温补戒燥热而作"。《和剂局方》陆续增添而成十卷,十四门,载方 788 首,其方多为成药,使用方便,因而流传广泛。朱丹溪认为"《和剂局方》之为书也,可以据证检方,即方用药,不必求医,不必修制,寻赎见成丸散,病痛便可安痊。仁民之意,可谓至矣……自宋迄今,官府守之以为法,医门传之以为业,病者恃之以立命,世人习之以成俗,然予窃有疑焉。何者? 古人以神圣工巧言医,又曰医者意也,以其传授虽的,造诣虽深,临机应变,如对敌之将,操舟之工,自非尽君子随时取中之妙,宁无愧于医乎? 今乃集前人已效之方,应今人无限之病,何异刻舟求剑,按图索骥,冀其偶中也,难矣"(《局方发挥》),于是撰《局方发挥》以辟其流弊。

《局方发挥》采用问答形式,先以"或曰"或"或者又曰"设问,后以"予曰"或"予应之曰"答疑,一问一答,凡 31 条,以条辨医理,较全面地反映了朱丹溪的学术思想。《局方发挥》流传亦广,现有元刻本一种,明清及日本刻本多种,也被收入多种丛书如《东垣十书》《古今医统正脉全书》等中。

《局方发挥》属医论,行文中夹叙医案 10 则。

3.《本草衍义补遗》

《本草衍义补遗》,一卷,系朱丹溪为阐发补充寇宗奭《本草衍义》而作。寇宗奭于宋政和间撰《本草衍义》二十卷,主要针对《本草衍义》之缺略而著,因名"补遗"。原载药 153 种,明嘉靖间方广予以增订,补入 43 种。现有明嘉靖刻本,并被收入《丹溪心法附余》中。《本草衍义补遗》不载医案,惟"铅丹"条有"铅丹,属金而有土与水火。丹出于铅而曰无毒,又曰凉,余观,窃有疑焉。曾见中年一妇人,因多子,于月内服铅丹二两,四肢冰冷强直,食不入口。时值仲冬,急服理中汤加附子,数帖而安。谓之凉而无毒可乎"的叙述,其格式虽非医案,却具备了医案的基本要素,遂予辑录。

4.《丹溪心法》

《丹溪心法》,五卷(一作三卷),其成书与朱丹溪弟子赵以德、刘叔渊、戴原礼有关。据程充于明成化十七年所写的序,朱丹溪去世后,"赵以德、刘叔渊、戴元礼氏咸能翼其道,遗书传播有年"。(《丹溪心法》程充序)所谓"遗书",大约是朱丹溪亲授于诸弟子的"心法",未必以著作形式流传者。明景泰间,杨楚玉"集其心法,刊于陕右",是为《丹溪心法》之成书。明成化初,有王季瓛"重梓于西蜀"(《丹溪心法》程充序),是为《丹溪心法》之重刻。此二本久不传,今通行者为明成化十八年(1482)程充刻本,五卷,书前有程敏政写于成化十八年(1482)的序和程充写于成化十七年(1481)的序。程敏政说程充"以《丹溪心法》有川陕二本,妄为世医所增附,深惧上有累于朱氏,乃为之彪分胪列,厘其误而去其复,以还其旧。凡朱氏之方有别见者,则以类入之。"(《丹溪心法》程敏政序)。所谓"为之彪分胪列,厘其误而去其复",当是据杨楚玉、王季瓛二本整理增删的意思。《丹溪心法》程充刻本初刊于成化十八年,此后尚有明弘治本(1493年)、嘉靖本(1554年)以及清刻本和抄本。程充刻本《丹溪心法》五卷,正文外尚有《故丹溪先生朱公石表辞》和《丹溪翁传》。明嘉靖间方广以诸家方论缀于《丹溪心法》各门之后,成《丹溪心法附余》二十四卷。

《丹溪心法》载朱丹溪医案40余则,此次辑入37则。

5.《丹溪治法心要》

《丹溪治法心要》晚出于《丹溪心法》,据高宾于明嘉靖二十二年(1543)为该书所作的序,《丹溪治法心要》"近岁虽已刊行,而鲁鱼亥豕,讹舛特甚",则其成书当在此前或更早。重刻者为高叔宗,是高宾之侄。《中国医籍考》卷五十九引《江阴县志》:"高叔宗,字子正,别号石山,能诗善书,通和扁术,著《资珍方》,高宾为序。"高叔宗推崇朱丹溪,竟"常癌痹于丹溪之心",于是"不忍坐视其谬,以误天下也,遂加手校而重刻之"。惟惜该本今已不见,《全国中医图书联合目录》《中国中医古籍总目》著录《丹溪治法心要》版本最早者为明嘉靖三十五年赵应春重修本,另有日本抄本一种,流传较广者为清宣统元年(1909)萧澍霖铅印本。萧澍霖,清末医家,于光绪二十四年(1898)得《丹溪治法心要》,从此"按法施治,常获奇效",将《丹溪治法心要》"集资重印,以公同好",是为宣统元年萧氏铅印本。萧澍霖在重印序中说"是书为明高叔宗原刻,海内绝少流传",也可证《丹溪治法心要》流传不及《丹溪心法》之广。

《丹溪治法心要》载朱丹溪医案 220 余则,此次辑入 132 则。

6.《金匮钩玄》

《金匮钩玄》,三卷,原题朱震亨撰,戴元礼校补。卷一、卷二论述中风等内科病证,卷三论述经水、血崩等妇科病证及吐泻黄疸等小儿病证,每论涉及病证方药,另附录"火岂君相五志俱有论"、"血属阴难成易亏论"等医论 6 篇。现存各种版本多种,其中以明成化二十一年(1485)山阳沈纯刻本为最早。

《金匮钩玄》载朱丹溪医案 18 则,此次辑入 2 则。

7.《丹溪手镜》

《丹溪手镜》,三卷,据其书陈乾阳序,其书"为先生所秘惜,左右行游,常挟与俱,不轻以示人"。明天启元年(1621),有朱丹溪后人出示其书,医官丁承祖刊行。但据学者考证,其书出于朱丹溪之手的可能性并不大。

《丹溪手镜》载朱丹溪医案 5 则,此次辑入 2 则。

8.《脉因证治》

《脉因证治》,又名《丹溪脉因证治》,四卷(一作二卷),原题朱震亨撰,汤望久校辑。全书七十篇,述卒尸、痹等七十种病证的脉、因、症、治。其书约出于明末,今有清乾隆四十年(1775)合志堂刻本。

《脉因证治》载朱丹溪医案 10 余则,此次辑入 4 则。

(三)医案类书

主要有明代江瓘《名医类案》、清代魏之琇《续名医类案》和清代俞震《古今医案按》,兹简介如下:

1.《名医类案》

《名医类案》,明代江瓘纂,十二卷,二百零五门,采撷先秦至明代各家医案两千余则,除来自医籍者外,还旁涉经、史、子、集众多著作。《名医类案》成书于明嘉靖二十八年(1549),明万历十九年(1591),江瓘长子江应元"校正",次子江应宿"述补"后刊行,是为初刊本。清乾隆间,魏之琇等对《名医类案》重加校订,是为校订本。

《名医类案》采撷诸家医案,一般多在其案之前有"某某治"字样,如《丹溪医按》风寒二载:"杭州叶君章,腊月因斋素中饥,而冒寒作劳,遂发热头痛。宋仲名与小柴胡汤,自汗神昏耳聋,目不见物。予诊,其脉大如指,似有力,热不退。予与人参、黄耆、白术、熟附、炙甘草,作大剂与之,一日而汗少,二日而汗止,热减半,耳微闻,目能视。初用药至四日,前药中加苍术与之,得汗而热除。本日去苍术、附子,又与前药,作小剂服,三日安。"此案并见《名医类案》卷二。江瓘在采录此案时,将"杭州叶君章"删去,改为"丹溪治一人",以标识其案为朱丹溪经治。其后若尚有朱丹溪的其他医案,则直述其文,不再出现"丹溪治一人"字样。如上案后又有"一少年九月间发热头疼"案,"一少年因劳倦大热而渴"案,"一肥白人年壮因劳倦成病"案和"一老人饥寒作劳患头疼"案共 4 则医案,皆为朱丹溪经治,江瓘并未标识为何人医案,显然是承前而不再赘言的意思。

但是,《名医类案》亦有将经治医家弄错的情况。如卷六·脚气载录如下二案:

"项彦章治一人,足病发则两足如柱,溃黄水,逾月乃已,已辄发。六脉沉缓,沉为里有湿,缓为厥为风,此风湿毒,俗名湿脚气是也。神芎丸竭之,继用舟车神祐丸,下浊水数十出而愈。

"一妇脚底如锥刺痛,或跗肿,足腕亦痛而肿,大便泄滑里急。此血少,又下焦血分受湿气为病,健步丸主之。以生地一两半,归尾、白芍、陈皮、苍术各一两,牛膝、茱萸、条芩各半两,大腹子三钱,桂枝二钱,为丸,每服百丸,以白术、通草煎汤,食前下之。"

照上例则第二案亦应为项彦章案,但实为朱丹溪案。此案在《丹溪医按》痛风十四、《医学纲目》卷二十八皆有载录,《医学纲目》卷二十八亦标明为朱丹溪案,可知江瓘纂集有误,因此魏之琇指出"此丹溪案"。

还有《名医类案》不作朱丹溪案,其他医书却作朱丹溪案者。如《名医类案》卷二载"虞恒德治一妇,年四十余,夜间发热,早晨退,五心烦热,无休止时"案,在《续名医类案》中则作朱丹溪案。按照前述"孤证"的方法,将之作为朱丹溪医案从《续名医类案》中辑入,而将《名医类案》所载列为"参见"。

《名医类案》载朱丹溪医案约300余则,此次辑入123则。

另,《名医类案》有明代江瓘等按语,悉仍其旧。

2.《续名医类案》

《续名医类案》,清代魏之琇纂,三十六卷(稿本)。魏之琇,字玉横,号柳州,钱塘(今浙江杭州)人,曾校订《名医类案》,又仿《名医类案》,辑其所未载者,成《续名医类案》六十卷。清咸丰、同治间,王孟英厘定为三十六卷,为今之通行本。全书分三百四十五门,体例与《名医类案》相类。

《续名医类案》所载朱丹溪医案共140余则,此次辑入44则。

另,其原文中所加按语,仿《名医类案》例处理。

3.《古今医案按》

《古今医案按》,清代俞震撰集,十卷。俞震,字东扶,号惺斋,嘉善(今浙江嘉善)人。俞震撰集《古今医案按》,精选历代医案而不求其全,酌加按语而探其要旨,因而书虽晚出而多得赞誉。《古今医案按》成书于清乾隆四十三年(1778)并于当年刊行,今传有多种清刻本及民国间石印本。

《古今医案按》载朱丹溪医案134则(含按语中引用者),此次辑入6则。

(四)其他医籍

1.《古今医统大全》

一百卷,明代徐春甫纂。系徐氏"以平素按《内经》治验,诸子折衷,及搜求历世圣贤之旨,合群书而不遗,析诸方而不紊,舍非取是,类聚条分,共厘百卷,目曰《古今医统》"(《古今医统大全》自序)而成。除征引古说外,且多徐春甫个人的议论阐发。今有多种明清刻本。《古今医统大全》载朱丹溪医案约100则,此次辑入1则。

2.《医学纲目》

四十卷,明代楼英纂,现存最早版本为明嘉靖四十四年(1565)曹灼刻本。《医学纲目》载朱丹溪医案约450余则,此次辑入15则。

3.《六科证治准绳》

明王肯堂纂。其书分为伤寒、杂病、女科、幼科、外科和类方六科,统名为"证治准绳"。《六科证治准绳》载朱丹溪医案约200余则,此次从《外科证治准绳》辑入3则。

另有《推求师意》(二卷,明代戴思恭撰)、《玉机微义》(五十卷,明代徐用诚撰,刘纯续增)、《明医杂著》(六卷,明代王纶撰)、《医学正传》(八卷,明代虞抟撰)《外科理例》(七卷,附方一卷,明代汪机撰)等书,所载朱丹溪医案皆见于他书。

综上,丹溪八书、医案类书、其他医籍中未收录的朱丹溪医案,皆已从他书辑录,并于辑录医案下注明"参见"字样。

五、关于文本的说明

(1)本书遵循传统文献整理的原则,以辑录、分段、标点、校勘、注释为主体工作内容。

（2）采用简化字文本。

（3）标点使用现代汉语标点符号，并充分考虑中医古籍的特点，以逗号、句号和顿号为主，不用引号，慎用感叹号。

（4）校勘遵循校勘学的原则，凡需校改者必以版本、文义为依据。同时，为减省篇幅，除确定的讹夺衍倒及有价值的异文外，不赘出校记。

（5）注释遵循训诂学的原则，凡需注释者必以训诂专书、古籍传注为依据。同时，为减省篇幅，部分注释省却了书证。

（6）注释采用"页下注"方式。

（7）注释以古汉语语词为主，兼顾医学术语。

（8）注释随文义而定，不勉强出注，凡注必以简明形式。

（9）凡原文中的异体字，皆改为相应的正体字。如"汙"改为"污"，"卻"改为"却"，"佀"改为"似"，"呪"改为"咒"，"妳"改为"奶"，"姪"改为"侄"等。

（10）凡原文中的古字，原则上保留原字形，在其首见或适当位置以注释形式予以说明。如"府"作"腑"义时，不予改动，出注解释文字关系。

（11）凡原文中的通借字，皆保留原字形，在其首见或适当位置以注释形式予以说明。如"由"通"犹"等。

（12）凡原文中使用其他非通用字形者，皆保留原字形，在其首见或适当位置以注释形式予以说明。如"巳"同"以"等。

（13）凡原文药名不规范者，酌予划一。如"宿砂"统改为"缩砂"，"黄柏"统改为"黄檗"，"黄芪"统改为"黄耆"等。另如《丹溪医按》中"白芍药"有写作"芍药白"者，"生甘草"有写作"甘草生"者，在不影响原意的前提下，酌予调整与规范。

本书是《医案名著校释丛书》中的一种，此套丛书的编撰，是由陕西省中医药研究院医史文献学科完成的,希望能为我省有关学科的建设增添一点色彩,贡献一点力量。编撰过程中,陕西省卫生厅刘少明厅长、范冰副厅长,陕西省中医管理局苏荣彪副局长、袁瑞华处长,陕西省中医药研究院呼燕书记、乔宝璋副院长、魏少阳副院长、辛智科处长、苏礼老师,文献信息研究所米烈汉所长、徐清河副所长等给予了极大的关心和支持,赵坚、袁若华、赵琳、孙力、武文筠、郭卫红等同志给予了很大的帮助,谨此致以衷心的感谢,也向所有参加或支持、关心这项工作的同志们表示诚挚的感激。

焦振廉

二〇一一年九月于西安